U0026014

# 預約

# 膝力人生

膝蓋要好，這樣保養才對！

本書為你解開膝蓋疼痛的原因 ▶▶▶ 教你 正確保養膝關節
避免 疼痛牽制行動力

讓你護好膝蓋，跑步、運動都能做，擁有美麗人生！

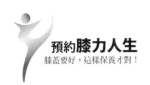

## 目錄

# 預約膝力人生
膝蓋要好，這樣保養才對！

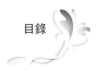
## Chapter 1　到老可以走動自如的關鍵

膝蓋痛和筋骨痠痛不是上了年紀才會有的毛病。
趕快了解保養膝蓋的重要！護好膝蓋，人生的路
才能愈走愈遠！

## Chapter 2　改變保養的錯誤認知

「膝蓋曾受傷，就要少走動？」、「多吃富含膠
質的保養品，就能保養膝蓋？」為什麼膝蓋未老
先衰？因為你的保養方法用錯了！

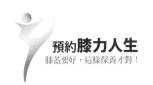

**Chapter 3　實用的護膝方法**

聰明做好護膝運動，不管幾歲都能自在出遊，不用擔心天氣變了，膝蓋就痛，真實感受樂活的人生！

**Chapter 4　迷上路跑，又怕傷膝蓋怎麼辦？**

跑步可以鍛鍊腿部的肌耐力，可是運動強度超過膝蓋負荷，容易引發疼痛變成「跑者膝」，本篇完整教你：這樣跑，不傷膝蓋！

# 膝關節疼痛，
# 看診前你需要閱讀的一本書！

文／徐郭堯（林口長庚醫院骨科部運動醫學科教授）

　　董氏基金會長期關注國人身體健康，無論對戒菸、食品營養、憂鬱症或自殺防治等議題，成效卓著，有目共睹。基金會發行的《大家健康》雜誌，有鑑於膝關節退化性疾病，與膝關節運動傷害盛行率不斷提高，出版了這本《預約膝力人生：膝蓋要好，這樣保養才對！》，為民眾致力於膝關節疾病之防治。對於退化性膝關節炎的保養、治療，以及運動傷害等議題，提供了國人非常實用的資訊。

　　在書中，採訪彙整了許多骨科醫師、復健科醫師、物理治療師等膝關節領域專家的建議，以淺顯易懂的文字與照

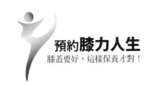

片，輕鬆解答了許多病人在門診的短暫時間內，無法與醫師充分討論的保養議題。樂見此書的出版，彌補了醫療上衛教時間不足、以致預防行為不夠落實的缺憾，讓國人醫療品質更加提升，期待此書出版後，人手一本，廣為流傳。

建議病人求診前，可先閱讀本書第二章中的「這15個傷害膝蓋的行為，千萬別再做！」、「當心不經意的壞習慣，傷膝蓋又傷腰」這兩篇文章，相信對於膝關節疾病的保養與正常生理有了初步了解，到了門診再根據個人的症狀與問題和醫師詳談，並根據醫師診斷分析的結果，探討病因到底是「膝關節構造的破壞或傷害」抑或是「膝關節的功能不良所致」，擬定治療計劃，才能得到事半功倍的療效。

本書提供的資訊非常實用、淺顯易懂，非常值得推薦。預防勝於治療，藉著《大家健康》雜誌出版這本書的拋磚引玉，希望國人能有更高品質的健康人生。

推薦序

# 不注意保養膝蓋，
# 小心急性或慢性的膝關節傷害！

文／蘇先河（敏盛綜合醫院大園院區院長）

　　因為馬拉松、腳踏車運動的盛行，膝關節的疾病有愈來愈年輕化的現象，一旦受傷，原來從事的健康運動就無法進行，於是肌力下降，步態異常，腰痠背痛，體重上升等陸續出現，對於生理、心理、社交、工作都有極大的妨礙。

　　常見門診的病患抱怨，跑步是我唯一的運動興趣，膝關節受傷之後，人生就從彩色變黑白，下了班之後不能運動，只能在家裡做個沙發上的馬鈴薯，這樣的結果是沒有受傷的人不能體會的啊！

　　膝關節是下肢第二大的關節（僅次於髖關節），但發

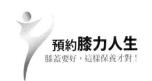

生傷害與退化的機率卻是第一，這是因為膝關節的活動程度大，除了彎曲伸直外，還必須扭轉，這些動作都牽涉到骨骼、軟骨、韌帶、肌肉、神經的協同作用。一旦受傷，原來順暢的動作都會被打亂，於是運動時會出現卡卡的感覺。

想要跑得比別人快，腳踏車騎得比別人久，根據美國運動醫學會在2012年的建議，開始運動前一定要先了解體適能的狀態，不要操之過急。要知道每個人先天或後天的條件都不同，有人先天有扁平足，有人有膝關節外翻或內翻，這些人如果不特別注意保養，比較容易發生急性或慢性的膝關節傷害。

對於平時沒有運動習慣的人，如果沒有好好選擇運動場地及運動鞋，或是運動過量，沒有充足的熱身，運動後沒有適當的休息，都會造成膝關節承受過大的壓力，發生傷害的機率就會增加。

《大家健康》雜誌多次採訪報導有關膝關節保健的相關知識，也綜合許多專業醫師、治療師的臨床診療與復健經驗，一直以來都是我們醫療相關工作者信任的好讀物，不只

自己看，也會推薦給病患當作家庭作業。此次將膝關節保健的相關內容，整理出版《預約膝力人生：膝蓋要好，這樣保養才對！》一書，值得參考。

　　畢竟大家的時間寶貴，沒辦法隨時跟醫師提問，也很難在短短的門診時間裡詢問到這麼詳細，所以我很樂意推薦《預約膝力人生：膝蓋要好，這樣保養才對！》給喜歡運動的讀者買回去閱讀。希望每一個人都可以從書中得到幫助，開創自己健康的人生！

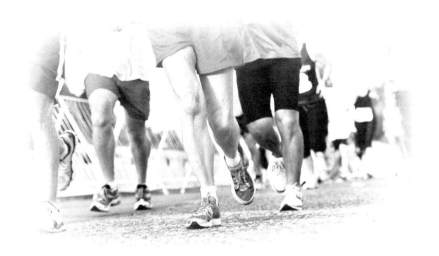

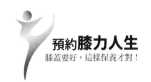
推薦序

# 膝蓋受傷勤復建，
# 給自己支撐起來的愛

文／蘇麗文（前跆拳道國手）

　　很多人對我有深刻的印象，我想是來自2008年北京奧運的那一場跆拳道戰役。

　　那場戰役使我的左腿膝蓋前十字韌帶全斷、左腳腳趾骨折、左手手腕也骨折，我仍堅持奮戰到最後一刻，那樣的畫面不斷在電視銀幕中播送，所以許多人對我的名字感到熟悉。

　　之後每個人看到我的第一件事就是問我痛不痛，其實那真的很難形容，因為自己也不想回想那感覺。也有人問我為什麼能忍受疼痛持續奮戰，其實一開始我的答案很簡

單，就是因為愛，對家人的愛、對臺灣的愛、對奧運夢想的愛，但是現在回頭想想，其實除了心靈層面的因素之外，應該還有東西在支撐著我站起來，那應該歸功於我非常扎實的基本功和營養補充！

什麼意思呢？其實，我們在訓練的過程中，下肢的肌力訓練是非常扎實的，每天的肌力訓練、踢擊訓練、重量訓練，再加上國家運動科學中心每天幫我們做好營養品補充與調配，如果受傷時，也有非常專業的運動防護人員幫忙，所以這一切都不是我自己一個人就能辦到的。

從小我是一個非常好動的小孩，所以常爬上爬下、東摔西摔的，看見什麼跳什麼，總是活力滿滿，所以從10歲開始，我只要做蹲下的動作時，膝蓋就會喀喀作響，年輕的時候覺得這很有趣，獨一無二，同學沒有，只有我有，但漸漸長大後才發現，膝蓋的損傷對自己的運動影響有多大，嚴重的話，可能還會影響行動能力，所以對膝蓋保養的觀念也比一般同齡小孩更快開始了解。

受邀寫《預約膝力人生》這本書的推薦序時，一開始

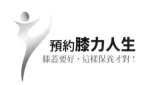
我有點驚訝，因為我不是專業的醫生或是專業博士，但我確實是一個膝蓋受過傷且已經復原的運動員。在閱讀這本書之後，我發現能閱讀這本書，真的是很幸福，因為裡面不只告訴我們該有的膝蓋保健知識，還教導我們正確的使用方法，連營養方面的配方都簡單扼要的告訴讀者。

閱讀這本書的人，即使不是醫生、防護員、復健師、奧運選手，但透過書本的學習，也能開始做好膝蓋保健的工作，所以這本書真的非常推薦給大家，邀請大家一起來做好膝蓋保健，走出快樂的人生！

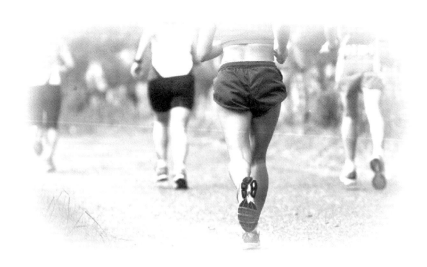

出版序

# 懂得護好膝蓋，
# 人生的路才能愈走愈長！

**文／姚思遠**（董氏基金會執行長）

　　《大家健康》雜誌除了實體雜誌發行外，2001年開始，亦開始有書籍的規劃出版。在保健生活的叢書上，陸續出版《與糖尿病溝通》、《做個骨氣十足的女人—骨質疏鬆全防治》、《營養師的鈣念廚房》、《灌鈣健身房》、《氣喘患者的守護》、《男人的定時炸彈—前列腺》、《當更年期遇上青春期》等健康好書。

　　2011年後，我們逐年增加書籍出版的比重，尤其與醫療保健相關的書籍，包括《用對方法，關節不痛》、《紓壓：找到工作的幸福感》、《解救身體小毛病：上班族必備的健

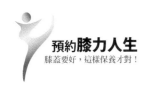

康小百科》、《照顧父母，這樣做才安心》、《養好胃，身體自然變年輕》等書，都能切合讀者對健康的需求。我們期望這類書籍的出版，讓民眾瞭解各種疾病的成因，建立日常預防照護的知識，進而身體力行這些受用的保健常識。而為已受到疾病困擾的朋友，我們也特別在這類書中，介紹治療後應注意的事項及相關的醫療知識。

　　此次，我們出版《預約膝力人生：膝蓋要好，這樣保養才對！》這本新書，更強調預防及保養的觀念，為讀者解開膝蓋疼痛的原因，教導正確保養膝關節的方法，避免疼痛牽制行動力。青壯年的讀者，別以為膝關節疼痛是老年人的專利，只有懂得護好膝蓋，跑步、運動都能做，到老走動自如，人生的路才能愈走愈長。

　　如果會因秋冬變天而關節疼痛更明顯的朋友，本書有不少護膝運動及練習方法，輕鬆在家動一動，就能減少疼痛。期望本書的出版，幫助讀者獲得受用的護膝方法！

# Chapter 1
# 到老可以
# 走動自如的關鍵

膝蓋痛和筋骨痠痛不是上了年紀才會有的毛病。
趕快了解保養膝蓋的重要！護好膝蓋，人生的路
才能愈走愈遠！

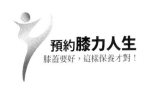
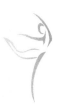

# 你的膝關節提早退化了嗎

別以為關節痛是老年人的專利，調查指出，三成五的青壯年曾有關節疼痛困擾，這些人常未等到受傷部位恢復健康，就急著回到運動場或職場，讓同一部位一傷再傷，如何保養膝關節，避免疼痛牽制行動力，專家帶你護膝大作戰！

31歲的William，酷愛打籃球，常和同事相約打球。前些時日，帶球上籃時被人衝撞，膝蓋「咚咚」撞地，痛得大叫。趕緊到醫院急診照X光，幸好骨頭無恙，但膝蓋很痛，醫師開了半個月的藥，囑咐一個月後回診。

42歲的陳先生，是專業水電工，每天爬上爬下，一會兒蹲著，一會兒站著，最近一個月感覺右膝痠軟疼痛影響工作，前往骨科求診。發現膝關節過度負荷，引起關節周圍軟組織發炎，醫師叮嚀工作時不要過度蹲、站，有疼痛感時一

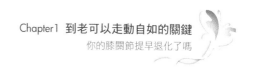

定要休息，避免疼痛惡化。

筋骨痠痛和膝蓋痛不是上了年紀的毛病？怎麼30至50歲的青壯族群也會出現關節疼痛問題？

臺北榮民總醫院骨科部運動醫學科主任馬筱笠表示，膝蓋是由骨頭、軟骨和韌帶構成的關節，任何年齡都會因意外、姿勢不良、負荷過重或退化導致膝蓋疼痛，只是年齡層不同，引起疼痛的原因有所區別。青壯族是社會中堅分子，最有活力的一群人，若膝蓋長期出問題，絕對會影響行動力與健康。

青壯年膝痛原因 1

## 喜愛運動者
## 提防衝撞行為引爆運動傷害

馬偕紀念醫院骨科醫師盧永昌表示，從門診個案發現，「運動傷害」是青壯族膝蓋疼痛或不適的主因，前來求診的人數約占骨科門診5％。運動時熱身不足、運動量過大、犯

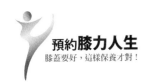
規、過度挑戰、意外事件都會讓膝蓋出問題。例如：打籃球時，從高處跳到低處，或有人故意犯規，一不小心膝蓋撞地，便可能前十字韌帶受傷、半月板軟骨裂傷；打棒球的跑壘、盜壘動作，稍一不慎，膝蓋瞬間著地，也易讓前十字韌帶受傷；踢足球時，雙方會有衝撞行為，發生急性膝蓋傷害的機率很高。

運動造成的膝蓋受傷，常是關節內的半月板破裂、十字韌帶斷裂或關節軟骨傷害，另外，關節腔以外的組織，比如側韌帶、肌腱也會拉傷，常會持續疼痛。這些運動傷害不可輕忽，以免造成更大的損傷。

## 如何處理？

運動傷害有分急性與慢性，突然受到來自內在或外在力量，導致膝蓋組織損傷，屬於急性運動傷害，當下不妨先自我診斷與急救。

## 急性運動傷害處理方法》

◆若發現患處明顯腫脹、疼痛，甚至關節錯位，難以走路，作法依序是：不要移動、冰敷15～20分鐘、立即前往醫院急診。

就醫後，醫師會詢問病史、平常從事哪些運動、是在哪一種狀況下受傷、有沒有教練指導、活動狀況等問題，接著會進行理學檢查，了解受傷的原因，若有需要，會再做儀器檢查。

運動傷害的部位包括骨頭斷裂、軟組織或肌腱受傷，可用X光檢查骨頭是否斷裂，必要時安排磁振造影檢查軟組織及關節構造的傷害程度，徒手或用關節穩定度測量儀檢查關節的穩定度。

◆若是輕微急性運動傷害，需遵守RICE原則處理。

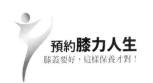

R是休息（Rest）：受傷後宜完全休息。

I是冰敷（Ice）：患部冰療15～20分鐘，有消腫、消炎、減少疼痛、放鬆肌肉作用。

C是壓迫（Compressionion）：用彈性繃帶以適度力量在患部施壓，避免腫脹。

E是抬高（Elevation）：患部要抬到比心臟還高的位置，避免重力形成腫脹。

## 慢性運動傷害處理方法》

慢性運動傷害有90％不需要手術治療，基本作法是針對膝蓋症候，包括疼痛、腫脹程度，僵硬不靈活程度、有無雜音、穩固情況判定，再決定處理方式，包括熱敷、冷敷、水療或復健。

◆熱敷

主要作用是使體溫升高，血管擴張，提高新陳代謝速

率，促進局部血液循環，具有消腫、止痛、降低組織沾粘及促進傷口癒合功效，但不適合急性受傷患者。熱敷時間約10至15分鐘，使用熱敷包時，要用毛巾包覆，適時翻開檢查、散熱，避免燙傷。

◆冷敷

主要作用是降低體溫，促進血管收縮、減緩代謝速率，藉此減輕疼痛及控制發炎。常用在急性傷害，如發炎、疼痛，效果非常顯著。冷敷時間約10至15分鐘，使用冷敷包時，要用毛巾包覆，適時翻開檢查、散冷，避免凍傷。

◆水療

是一種物理治療，利用水的各種物理特性，如衝擊、浮力、阻力，以達治療效果。

◆復健

復健科醫師或物理治療師會針對慢性傷害的程度，給予

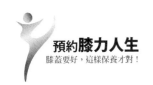

不同的復健，包含各種物理治療及職能治療，經過一段時間的復健治療達到修復目的。

### 注意事項

運動傷害會造成韌帶斷裂、半月板受損、骨折、軟骨受傷，若沒有治癒，關節不穩定，長久下來會出現一連串關節問題、反覆性受傷，所以治療及復健很重要，千萬不能因治療時間漫長而捨棄規律復健，以免關節提早退化，影響自己日後的行動力。

### 青壯年膝痛原因 2
## 水電工、搬運工、體重過重
## 當心膝蓋不堪負荷

馬筱笠醫師指出，以下兩大青壯族群常讓膝關節負荷過重，要特別小心膝關節出問題。

## 常搬重物者》

有些職業，例如電機工、水電工、汽車維修人員、搬運工、裝潢工、跪地清潔工、園丁，因工作關係，常需蹲站、搬重物，關節負擔過重，會造成膝關節周圍軟組織發炎、肌肉損傷，出現腫脹、痠痛症狀。嚴重會造成膝蓋髕骨位置不對或不正常滑動，致使軟骨磨損。

## 體重超重者》

身體質量指數BMI值大於30的人，屬於肥胖族群，脂肪重量會使關節負擔過重，致使膝蓋力量下降，走路易跌倒，日積月累會加重關節軟骨磨損，導致膝關節提早發炎。

## 如何處理？

### 膝關節炎的處理方式▷▷▷

需視發炎程度進行非手術治療、肌力運動及手術治療。

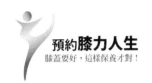

■**非手術治療**：方式很多，有使用步行器及拐杖，可分擔關節負擔，降低膝關節的負荷；也可服用止痛藥、消炎藥止痛；或服用葡萄糖胺、軟骨素，可減輕發炎程度；或是關節注射類固醇或玻尿酸止痛；或求助復健科，採用物理治療也能緩解疼痛。

■**肌力運動**：能緩和膝關節周圍組織發炎，包括膝關節活動、強化股四頭肌肌肉運動、強化臀部肌肉及大腿後側肌肉運動、伸展大腿後肌肉等，肌肉有力量，就能夠降低膝關節的重量負荷。

■**手術治療**：如果前述非手術治療、肌力運動，仍未有效控制膝關節炎症狀，請骨科醫師進行手術治療則是另一個選項。

## 體重超重者的處理方式▷▷▷

　　肥胖是萬病之首。減重是降低關節磨損的主要方式，且能保持身體健康。

## 注意事項

　　膝關節周圍軟組織發炎是可以控制的狀況，處於急性期時休息最重要，症狀緩解後可保持規律運動習慣，同時避免上下樓梯、上下坡及長期蹲、跪、反覆性蹲站，以達到控制症狀，避免惡化的目的。但不能胡亂服用來路不明的成藥，影響復元。

### 青壯年膝痛原因 3
## 意外傷害
## 造成韌帶、半月板斷裂或骨折

　　盧永昌醫師表示，常見的膝蓋意外傷害，除了運動傷害，還有車禍撞擊、施工墜地、意外跌倒都有可能，如兩車碰撞後傷到膝蓋，造成十字韌帶斷裂或骨折；走路時沒注意地上有障礙物，一個閃神跌倒，膝關節扭傷、半月板破裂，出現劇烈疼痛。

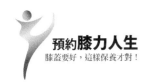

預約**膝力人生**
膝蓋要好，這樣保養才對！

## 如何處理？

1.意外傷害是種急性傷害，要先自我檢測，若發現患處有明顯腫脹、疼痛，甚至關節錯位，走路困難，先不要移動，接著要冰敷15～20分鐘，立即前往醫院急診。

2.若是輕微意外傷害，處理需遵守RICE原則進行。

## 注意事項

意外傷害會引起韌帶斷裂、半月板受損、骨折、軟骨受傷，一定要治療到痊癒，關節牢固，才不會讓關節提早退化。

（採訪整理／梁雲芳）

# 久坐、O型腿
# 膝蓋也會出問題？

為什麼才30初頭，做某些運動時膝蓋就會疼痛？是運動傷害嗎，還是膝蓋提早退化？

## 先天骨骼結構異常
## O型腿、扁平足要注意

30歲的Amy長期坐著工作，平時很少運動，頂多一星期上一次瑜伽課，最近常覺得膝蓋疼痛，且上下樓梯，膝關節會有卡卡作響的聲音，她緊張地跟家人說：「會是膝關節退化嗎？可是我這麼年輕。」經醫師診斷，發現自己得的是髕骨軟骨軟化症，每天都要進行抬腿的復健。

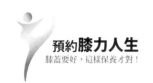

先天骨骼排列結構異常是膝蓋提早出現問題的原因之一，例如髖關臼發育不良、O型腿、X型腿、扁平足、高弓足等。髖關臼發育不良是先天性結構異常毛病，若小時候未接受治療，長大後，常會成為髕骨股骨疼痛好發族群，且膝關節易受傷。

O型腿，又稱膝內翻，雙腿直立時，大腿、小腿、膝關節之間會形成很大的縫隙，類似O的形狀。X型腿，又稱膝外翻，雙腿直立時，膝蓋外翻，兩膝併攏時，兩腳不能併攏，間隔距離約1.5公分以上。扁平足，又稱鴨母蹄，一般腳會產生自然的弓形，扁平足的足弓並不明顯，足和地的接觸面積也較大。高弓足，是指足弓過高。

## 如何處理？

臺北榮民總醫院骨科部運動醫學科主任馬筱笠表示，先天骨骼結構異常的程度會因人而異，輕微者可透過醫師或物理治療師指導的運動矯正；若異常較為嚴重，就需就醫診

斷，並進行醫療矯正，或許是穿矯正鞋、綁矯正帶改善，或者開刀治療。

## 注意事項

先天骨骼結構異常的人，每一個人的程度不同，矯正方式自然有異，由專業人士協助處理較為妥當，避免聽信偏方，加重病情。

## 髕骨軟骨軟化症
## 久坐少動的年輕OL是危險群

有些久坐不常運動，膝蓋並未過量使用的年輕上班族女性，一樣深受膝蓋前方疼痛困擾，馬筱笠醫師解釋，這是髕骨軟骨軟化症所引起，好發於20、30歲的女性，肌肉量不足，偶爾做瑜伽、有氧舞蹈時，就會覺得膝蓋疼痛。

髕骨是一般人說的膝蓋骨，當膝蓋在彎曲和伸直時，

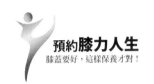

髕骨就會在股骨表面滑動，但若髕骨偏離了正常的滑動軌跡，就會導致髕骨股骨痛，若更嚴重就會出現髕骨外翻、軟化。形成原因常與先天骨骼結構有關，例如：骨盆較寬、O型腿、大腿四頭肌角度過大、大腿四頭肌無力或過緊、膝外側髕骨韌帶太緊、膝內側髕骨韌帶太鬆。長期坐著，屈著膝蓋，讓髕骨表面承受過大的力量，於是出現疼痛。

## 如何處理？

馬偕紀念醫院骨科醫師盧永昌表示，急性期疼痛時，可用藥物減輕疼痛和腫脹，也可做一些限制關節活動的運動，如：坐在椅子上，打直腿、上抬，強化從髖關骨至小腿的肌力。疼痛逐漸改善後，可以慢慢做膝關節彎曲的復健，之後，可以在腳踝綁上沙包運動，增強肌力。當然也可騎腳踏車、走踏步機，提高膝關節周遭部位肌肉的肌耐力。

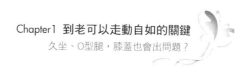

## 注意事項

　　髕骨軟骨軟化症代表膝蓋力量不足，要減少上下爬樓梯、半蹲、全蹲的次數，也不要久坐，避免髕骨表面承受過大的力量。出門活動時，穿戴能穩定髕骨的護膝，具有保護的作用。


（採訪整理／梁雲芳）

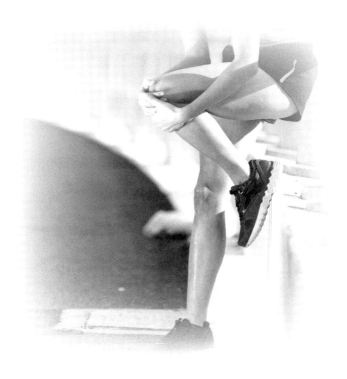

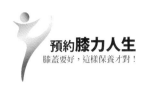
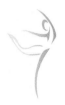

# 1 分鐘認識膝蓋

## Q膝蓋多重要？

　　膝關節是承重關節，承受身體膝蓋以上部位的重量，因此全身關節中，膝關節是最重要的活動關節。膝關節可做角度相當大的動作，相較於活動角度較小的踝關節，受傷機率自然較大。

## Q膝蓋的構造？

　　就解剖位置來看，膝關節是介於股骨、脛骨之間的關節構造。相關的組織有髕骨（就是膝蓋骨）、關節軟骨、半月狀軟骨、前十字韌帶、後十字韌帶、內側和外側韌帶、股四頭肌腱、髕骨肌腱和膝蓋的關節囊、滑膜等，每一個部位都扮演著關鍵角色。　　　　　　　　　　　（採訪整理／吳宜亭）

# 膝蓋解剖圖

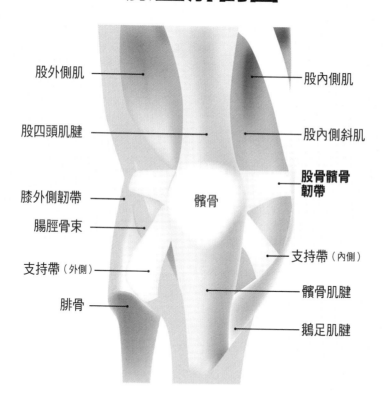

股外側肌

股四頭肌腱

膝外側韌帶

腸脛骨束

支持帶（外側）

腓骨

髕骨

股內側肌

股內側斜肌

**股骨髕骨韌帶**

支持帶（內側）

髕骨肌腱

鵝足肌腱

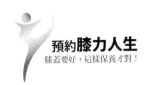
# 膝蓋解剖圖

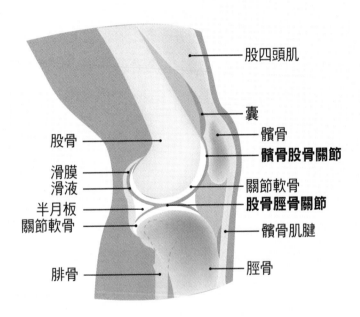

股四頭肌

囊

髕骨

股骨

髕骨股骨關節

滑膜
滑液

關節軟骨

半月板
關節軟骨

股骨脛骨關節

髕骨肌腱

腓骨

脛骨

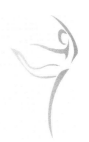

# 日常動作，
# 膝蓋承受重力報你知！

　　臺北醫學大學骨科教授暨專任主治醫師陳志華表示，假設走路時膝蓋承重力是1，執行其他動作時，膝蓋的承重力如下：

| 動作 | 承重力 |
|------|--------|
| 走路 | 1.0 |
| 雙腳站立 | 0.4 |
| 穿高跟鞋站立 | 0.47 |
| 坐下 | 0.86 |
| 起立 | 0.94 |
| 膝蓋彎曲 | 0.97 |
| 上樓 | 1.2 |

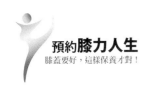

| 動作 | 承重力 |
|------|--------|
| 下樓 | 1.3 |
| 蹲跪 | 2.6 |
| 慢跑 jogging | 2.7 |
| 快跑 running | 4.2 |

　　陳志華教授強調，做這些動作時，膝蓋的承重力雖有差別，但並非讓膝蓋承重力大的動作，就會傷害膝蓋，如果過度使用而超過膝蓋的負荷，才容易傷害到膝蓋。日常動作只要正常使用，都不至於傷害膝蓋。必須綜合考量這個動作的時間、次數、速度、上坡或是下坡等因素，才知是否對膝蓋造成傷害，且這些動作對人的傷害情況因人而異。

（採訪整理／吳宜亭）

# Chapter 2
# 改變保養的錯誤認知

「膝蓋曾受傷，就要少走動？」、「多吃富含膠質的保養品，就能保養膝蓋？」為什麼膝蓋未老先衰？因為你的保養方法用錯了！

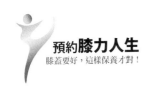
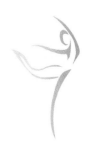

# 保養膝蓋
# 你犯了哪些錯誤迷思

　　膝蓋易痠痛最好長期戴著護膝？保養膝蓋，多吃有膠質的補充品就對了？越用力按摩膝蓋，血液循環越好，膝蓋越健康……醫師提醒，用錯方法保養，反而讓膝蓋更負擔！

　　膝關節是全身關節中最重要且最常用的關節，很多老人家膝蓋出現問題，不能站久、走久，導致生活品質大受影響，也有些人想趁年輕時保養膝蓋以防老化，擁有健康的本錢。坊間流傳不少和膝蓋相關的保養偏方，究竟是對是錯？醫師幫你解答。

## Q1膝蓋曾受傷，少走動
##    可避免膝蓋軟骨磨損？

## 正解》錯！選對運動可提升肌力，讓肌肉保護關節。

膝蓋如果受傷，要特別避免承重性的運動，尤其是會讓膝蓋彎曲、身體半蹲的運動，但這不代表患者不能運動，反而要做一些運動來活絡膝關節，同時訓練大腿肌肉力量，增進肌肉對於關節的保護和穩定作用。

書田診所復健科主任醫師潘筱萍建議患者，可做一些膝蓋負擔較小或全身性的運動，如騎單車和游泳。

騎單車時，當腳伸直踩到腳踏車踏板時，最好膝蓋的彎曲角度保持大約5度，如果膝蓋彎曲角度過大，騎車反而會傷膝蓋。

至於游泳，可游自由式、仰式；蛙式因有彎曲膝蓋的動作，如果遇到膝蓋急性發炎，也要暫時避免。

## Q2膝蓋
## 是人體氣象觀測站？

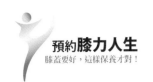

**正解》對！曾外傷或開刀，天氣變化時，患者關節較易感覺不適。**

很多人說膝關節就像氣象臺，很多患者平常膝蓋不痛，一旦氣候變化，膝關節就不舒服。雖然天氣變化和膝關節疼痛沒有醫學或科學的證據顯示明顯相關，不過醫師分析，人體的關節腔是密閉的腔室，如果遭遇外傷或開刀，讓密閉空間不再封閉，就會讓關節腔中改變了原本的負壓，一旦氣候改變，氣壓有變化，患者就會感到膝關節不舒服。

## Q3多吃富含膠質的保養品
　　能保養膝蓋？

**正解》無法保證其療效！**

號稱對膝蓋有好處的膠質食品，目前醫學文獻尚未對其效果有確實的證據。臺北醫學大學骨科教授暨專任主治醫師

陳志華表示，很多號稱富含膠質的食品，最後真的能作用到關節的比例令人懷疑。反觀玻尿酸直接注射進關節，可能才會發揮作用。

至於坊間常見口服的保健食品葡萄糖胺，能保養關節嗎？他認為，可能要看個人新陳代謝及吸收情況而定，並無法保證其療效。

## Q4按摩膝蓋可增進血液循環
## 　越用力效果越好？

**正解》錯！**

潘筱萍醫師看過許多因膝蓋受傷，推拿揉搓後，傷勢惡化，趕緊回醫院復健科治療的案例。因揉搓只能加強膝蓋外面軟組織的血液循環，對於膝蓋不但沒幫助，有時傷勢經過揉搓增加摩擦，引起血塊，還可能血塊鈣化。

她提醒有退化性關節炎的人，要注意膝關節保暖，避免

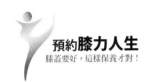

吹到冷風，而物理治療用的紅外線、電療，或是用熱水袋、熱毛巾熱敷，都可讓血管擴張，增加膝關節處的血液循環。若自行用熱水袋熱敷，溫度宜控制在40～45度間。

## Q5膝蓋易痠痛
## 最好長期戴著護膝？

### 正解》不一定！

潘筱萍醫師表示，護膝對於膝關節的保護作用有限，主要是增加股四頭肌使用的力道，若膝蓋脆弱，可嘗試戴護膝，但短時間為宜，走路活動時才需要穿戴，無須24小時使用，用2到6周即可。要提醒的是如果是髕骨軟化症的患者，穿戴護膝時，要小心護膝不要壓到髕骨。

陳志華醫師提醒，護膝會讓肌肉少用力，戴久可能會造成肌肉萎縮，同時護膝容易對皮膚不斷接觸磨擦而造成不適。他認為，很多人戴護膝更能發揮的是提醒自己注意動作

的心理作用。

此外，膝蓋痠痛不一定是膝關節出問題，可能是肌腱等軟組織發炎，與其戴護膝，不如適當的調整姿勢，或是減少造成膝蓋軟組織傷害的活動。

原則上，在膝蓋受傷早期，如果患者接受藥物和復健治療，同時減少承重性的活動或是運動，且正確穿戴護膝，3周後，約有六成的患者病情可獲得改善。少部分患者必須進一步尋求骨科醫師的診治，接受關節鏡的手術。

## Q6使用柺杖走路會使肌肉退化
## 即使膝痛也要避免用柺杖？

### 正解》錯！

潘筱萍醫師說明，在膝部保健方面，建議走路時使用拐杖或是助行器，主要是利用工具或是設備來減少膝蓋負擔。因此，膝蓋痛時，當然可靠拐杖來輔助。

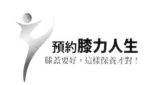

　　不過，醫師強調，患者靠助行器或是拐杖非長久之計。最好是能訓練大腿的股四頭肌，訓練大腿肌力，增強肌肉支撐膝關節的力道，以免膝關節不舒服。

## Q7膝蓋受傷若不太痛 可晚點處理？

**正解》錯！**

　　很多人膝蓋受傷如果不特別疼痛都不以為意，事實上，膝蓋的構造十分精巧，任何一部分的傷害都可能帶來疼痛，引發更大的問題。因此，一旦膝蓋受傷，尤其是出現紅、腫、熱、痛等之一的症狀，千萬不要輕忽，應盡速就醫找出問題。潘筱萍醫師再次強調，膝蓋的復健療效要比頸部、腰部的復健療效來得明顯，患者一定要把握受傷後的治療黃金期，盡快治療。

（採訪整理／吳宜亭）

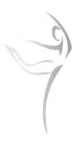

# 這15個傷害膝蓋的行為
# 千萬別再做！

你習慣都用同一隻手拿東西嗎？愛穿高跟鞋、常用三七步站立？平常沒時間運動，假日一口氣運動兩小時？你知道這些壞習慣，都在增加膝蓋負擔嗎？讓骨科、復健科醫師告訴你，15個NG行為別再做！

一般來說，當年紀超過40歲，容易慢慢出現關節內軟骨磨損及退化性關節炎等問題。身體退化的腳步不會停止，因此退化性關節炎也無法痊癒，必須長期抗戰。想要有更好的基礎，在年輕時，就要開始保養膝蓋。

日常生活中，到底有哪些動作會在不知不覺間傷害膝蓋？以下請醫師分析為何這些動作對膝蓋不好，累積久了會有何種傷害，以及該有的正確動作。

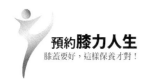
## NG行為1
### 體重超重

　　體重過重，對身體每個關節的負荷都過大，尤其是承受身體重量的膝關節首當其衝。膝蓋承受的壓力太大，自然會增加膝蓋軟骨接觸磨損的機會，讓膝蓋軟骨退化得更加嚴重。復健科醫師通常會規勸膝蓋傷患一定要注意體重，減少膝蓋承受的壓力。

## NG行為2
### 常搬重物

　　這和體重超重的情況相同，膝關節承受體重之餘，如果又再增加重物的負重力，會導致膝關節壓力太大，一樣會增加膝蓋軟骨接觸磨損的機會，因此要注意避免常搬重物，以保護膝蓋。很多搬家工人年紀大了，會出現膝蓋問題，就是這個道理。

## NG行為3

# 常穿高跟鞋

臺北醫學大學骨科教授暨專任主治醫師陳志華表示，人體打赤腳站著時，股骨和脛骨的關節面是平穩的，受力平均。如果穿高跟鞋，為了讓身體平衡，股骨和脛骨的關節面就不再平穩，身體會要求膝關節周圍的肌肉及肌腱收縮用力，以維持平衡。久而久之，會導致膝蓋受傷而造成軟組織發炎。建議平常鞋跟高度低於1～1.5吋，避免穿高跟鞋。

## NG行為4

# 以三七步站立

如果站立常把重心偏向一方，以三七步站立，或是坐著時常翹二郎腿、走路外八或是內八，都會讓膝關節受力不均，膝蓋的肌腱或是肌肉為了維持平衡會用力收縮或是摩擦，對膝蓋都是傷害，最終易引發退化性關節炎。

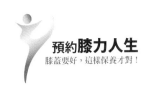

　　身體重心是否偏向一邊，可從鞋底磨損狀況窺見，如果兩隻鞋子的磨損狀況不對稱，就是站立時重心不穩，久而久之對膝蓋是一傷害。建議民眾站立時，應將膝關節伸直。

## NG行為5
## 常蹲跪擦地或禮佛

　　很多女性會跪著擦地板，或沒鋪墊子就直接跪地禮佛，這都會傷害膝蓋骨。膝蓋承受身體重量已相當辛苦，如果又讓膝蓋彎曲角度太大，受傷機會大增。蹲和跪，都會讓膝蓋的股骨和髕骨軟骨間不斷接觸磨損，對膝蓋是極大傷害。要延緩退化性關節炎的出現，年輕時就要注意膝蓋保健、避免傷膝蓋的動作。

　　同理，有些運動有半蹲或跪的動作，也會傷膝蓋，像太極拳、外丹功、元極舞等，有蹲馬步的動作，都可能增加膝蓋受傷的機率，若已有退化性關節炎，在膝蓋疼痛時，盡量避免做這些動作。

## NG行為6

# 拿物品時，習慣用單手

　　拿物品時，習慣只用右手或左手，易讓身體偏向一方，先是脊椎側一邊，接著骨盆也側一邊，膝蓋為了維持平衡，自然偏向一方施力或是受力，久而久之就會造成單邊膝蓋軟骨磨損加重。建議要養成左右手輪流拿物品的習慣，如上班時用右手提皮包，下班時換左手。

## NG行為7

# 頻繁地從太矮的椅子起身

　　書田診所復健科主任醫師潘筱萍建議工作時要頻繁從座椅上起身的人，<u>坐椅的高度不要太矮，以減少由坐姿變成站姿時，膝蓋彎曲過大或是過快而傷膝蓋。</u>因此，就不傷害膝關節的角度而言，坐高腳椅比坐矮椅來得好，但如果坐高腳椅時腳碰不到地，最好腳下墊矮凳，以維持腰部正確姿勢，

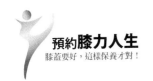

免得顧到膝關節，卻可能傷害腰椎關節。

此外，座椅也應有扶手，以便移動身體時，可利用上肢協助支撐，以減少膝部的負荷。

退化性關節炎的患者從坐姿轉為站姿時，應慢慢伸展雙腿，彎曲關節好幾次後再站起來，讓膝關節在承受體重之前，先減輕僵硬程度。

## NG行為8
## 急促下樓或下坡

髕骨軟化症的患者在久坐起身、上下樓梯、做蹲、跪等膝蓋活動時，常會感到膝蓋附近疼痛或是沒力氣。潘筱萍醫師表示，上下樓梯或是上下坡時，必須要有強健有力的股四頭肌收縮和穩定的髕骨配合，這樣膝關節才能彎伸自如，不至於腿軟而跌倒。下樓或是下坡時，一隻腿往下伸，一隻腿在承重，後方那條腿的股四頭肌正進行離心式的收縮，非常吃力，對於髕骨也會造成更大壓力，因此，下樓梯、下坡對

52

於髕骨軟化症的人特別辛苦。

同理，<u>一般人如果急促的下樓或是下坡，一樣易對膝蓋造成傷害</u>，若穿高跟鞋，膝關節負荷更大，萬一失去平衡，也易跌倒。陳志華醫師表示，動態的動作會比靜態的活動，讓膝關節承受較大的壓力，而造成傷害。

建議要下樓梯或下坡，最好「一次一階」。<u>如果膝蓋有問題，爬樓梯時，膝蓋好的腳先上，下樓梯時，膝蓋不好的腳先下</u>，潘筱萍醫師提醒，可用「好人（腳）上天堂，壞人（腳）下地獄」這口訣幫助記憶。

## NG行為9

## 缺乏運動，肌力與柔軟度不足

運動可訓練大腿的肌肉力量，增進肌肉對於關節的穩定和保護。舉例來說，俗稱膝蓋骨的髕骨，包覆著大腿部位延續下來的股四頭肌腱，股四頭肌主要是在控制膝蓋的彎伸，如果股四頭肌力不足，髕骨的穩定性不夠，就易造成內側軟

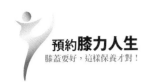

骨和膝關節產生摩擦，久而久之引發膝蓋骨發炎腫痛。

訓練股四頭肌的運動不少，以下提供2組簡易運動：

## 腳板運動》

1. 坐在椅子上，膝蓋向前伸直，與地面平行。
2. 單腳或雙腳腳板朝身體方向彎曲，讓肌肉收縮5秒，再放鬆腳板5秒。
3. 反覆進行「收縮再放鬆的動作」20次。

## 抬腳運動》

1. 坐在地板上，膝蓋向前伸直。
2. 單腳腳跟往上抬約30公分，維持5秒，再放下休息5秒。
3. 反覆進行「抬腳再放下的動作」20次，即可提升股四頭肌的肌力。

NG行為10

## 運動傷害未及時治療或保養

潘筱萍醫師表示，很多患者老了關節痛，卻回想不起年輕時膝蓋曾受過什麼傷。這是因為很多人受傷時忽略沒治療，膝蓋裡面的軟組織尚未痊癒又繼續使用，在舊傷未好的狀況下，又因運動或活動，導致傷口持續發炎。像很多十字韌帶拉傷的患者，常沒有明顯的受傷史，症狀也常比半月板裂傷來得輕微，容易被忽略。

　　面對這類傷患，潘筱萍醫師建議可接受物理治療和運動訓練。特別要加強股四頭肌或是大腿後側肌肉的彈性和力量，以代替已鬆脫或斷裂的十字韌帶，幫助膝蓋恢復功能。

　　如果十字韌帶鬆弛或斷裂的情況嚴重，恐怕就要外科手術修補。但手術前後，相關的物理治療仍必要，以訓練股四頭肌和大腿後側肌肉。

### NG行為11

## 假日常卯起來超量或激烈運動

　　退化性關節炎隨著年歲增長，遲早會發生，只是發生時

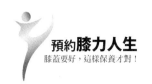

間因人而異。如果在假日超量或激烈運動，膝關節一時之間無法負荷承重，久而久之會對膝蓋造成傷害。

醫師提醒，運動量要慢慢增加，讓膝關節適應。如果運動時膝關節感到疼痛，就要立刻停止。運動前要先熱身，也可熱敷膝關節約20分鐘，增加肌肉關節的柔軟度，減輕膝關節的僵硬感。運動後如果膝關節不舒服，也可冰敷，減緩膝關節發炎的機會。

### NG行為12
## 在柏油路等硬路面跑或快走

如果趕時間在柏油路上跑步或快走，會讓膝關節無足夠的緩衝時間啟動。比起靜態的坐姿或是站立，或是充裕時間從靜態活動轉為動態，趕時間使用膝關節，對於膝蓋傷害大。

由於膝關節除了承受體重外，還要接受鞋面承受地面的反作用力，因此，若長時間在柏油路這類很硬的路面上跑步

或快走，膝關節會吃力外，腳底的足肌膜也容易發炎。

## NG行為13

# 久坐，讓大腿四頭肌力量不夠

平常不要久坐，維持同樣姿勢的時間也不要太久，<u>最好半小時就換個姿勢伸展</u>，或走動一下。陳志華醫師指出，膝蓋彎曲時，膝蓋骨和股骨兩者關節或是軟骨會非常靠近，兩者互相摩擦，人就覺得不舒服。

保養膝蓋，很重要的是加強大腿四頭肌的訓練。他建議，<u>平常久坐椅子辦公的人，不妨找機會把雙腿向前伸直用力</u>，這時會感覺大腿緊緊的，可趁機訓練大腿四頭肌。

## NG行為14

# 膝關節常彎曲

如果有退化性關節炎，盡量避免蹲、跪，家中打掃時，

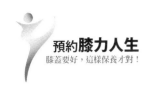

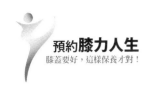

可用長柄掃帚、吸塵器來清潔地面，減少膝蓋彎曲的機會。其次，走路時可用拐杖、助行器幫忙，上下樓梯可改搭電梯或是電扶梯。比較重的東西要搬移，可用推車來代替手提，減少膝關節的承重。

NG行為15
## 膝痛還連續走路超過30分鐘

膝痛時，應避免膝關節長時間承受身體重量，不要再勉強自己一口氣連續走路30分鐘以上。若是距離較長，每行走30 分鐘後，最好歇歇，休息一下，讓膝關節適度休息再行走。

（採訪整理／吳宜亭）

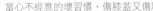

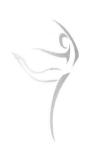

# 當心不經意的壞習慣 傷膝蓋又傷腰

　　一起身，膝關節就發出「卡、卡」聲音，腰也感到痠痛嗎？當心，這是膝關節、腰椎關節負荷過大的抗議表現。從早上急忙起床、出門追趕公車上班，到晚上回家就寢前，一整天膝關節、腰椎關節頻繁地被使用，換個姿勢、用對施力方式，才能讓膝蓋、腰椎不再受傷！

　　膝關節疼痛、腰椎痠痛是常見的問題，不論男女老幼，都可能發生。燕華前幾個月，彎腰騎腳踏車過久，之後膝蓋、腰椎不時痠痛，且愈來愈不能使力，只要一彎曲出力就痛，本以為是練習過度導致受傷、休息一下就會好，沒想到疼痛一直沒好轉，且持續好長一段時間。

　　新光醫院復健科主任謝霖芬說，骨性關節炎是不同的

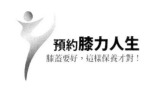
成因，造成軟骨磨損、破壞，並促成骨頭本身的修補、硬化與增生，由於此病與關節退化有關，所以又叫「退化性關節炎」。其中，膝關節骨性關節炎主要的症狀是膝關節活動時，會感到疼痛，如蹲、跪、上下樓梯、爬坡；此外，患者久坐、久站或睡醒也會有僵直感；有時膝關節也會積水腫脹，外觀上可見膝關節腫大、變形。

至於腰椎，要支撐人體直立，若姿勢不良、施力不當，也很容易受傷。

從一早起床活動到晚上就寢休息，生活中有許多小動作可能傷害膝蓋或腰椎，對於膝關節不好、腰椎曾受傷的人，更是加重負荷，就讓醫師提醒你，做點小改變，從現在起就遠離不良姿勢帶來的傷害。

## 不良姿勢 1 》
### 睡醒時猛然從床上躍起

### 建議：側身慢慢下床。

謝霖芬醫師認為，從床上大力躍起較傷害腰部，因為要讓身體直起，需要的腰力較強，對腰部較傷害。起床時盡可能放慢速度，先翻身用手撐起身體，再緩慢地下床，避免直接從床上躍身而起。

## 不良姿勢 2》
## 膝蓋受傷還使用蹲式馬桶

### 建議：膝蓋受傷者宜使用坐式馬桶，起身扶著兩邊牆壁或扶手。

公共場所的廁所有分坐式馬桶與蹲式馬桶，謝霖芬醫師建議，膝關節受傷的人，在公共空間盡可能選擇坐式馬桶，且旁邊有扶手可攙扶，起身時動作盡可能放慢。

如果在公共場所如廁，沒有坐式馬桶，只能選擇蹲式馬桶時，起身時也要盡量攙扶兩側扶手或牆壁起身，且盡可能不要蹲太久，動作放慢，貧血、低血壓者或長者也要避免起身時造成暈眩。

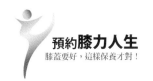

## 不良姿勢 3 》
## 膝痛還久站化妝、為頭髮造型

### 建議：坐站交替，避免長時間維持同一姿勢。

謝霖芬醫師表示，站著化妝、吹整頭髮、戴配件、打領帶的時間加總起來不會過長，所以對膝蓋來說，屬於正常活動範圍，沒有太大影響。但如果膝關節已不適，可稍變換姿勢，如化妝、吹整頭髮時坐著，而戴飾品、配件、打領帶時可選擇站著，避免過長時間維持同一個姿勢，造成膝關節負擔。

## 不良姿勢 4 》
## 腰部受傷還站著彎腰穿褲子

### 建議：腰部受傷的人最好坐著穿。

站著彎腰穿褲子，因動作不會持續很久，不至於使膝蓋肌肉僵硬，但如果是腰部受傷的人，最好是坐著或在背部有

支撐的情況下穿褲子。

## 不良姿勢 5 》
## 腰部受傷還站立彎腰穿鞋、綁鞋帶

### 建議：坐著穿鞋、綁鞋帶。

彎腰穿鞋、綁鞋帶，會運用到腰力，謝霖芬醫師建議腰部不適或平衡感不好的人，最好坐著穿鞋或綁鞋帶，也可單膝跪著綁鞋帶或穿鞋，但此動作對膝關節受傷的人較為吃力，若選擇單膝跪著穿鞋，可在膝蓋部分墊小軟墊或是毛巾，讓膝關節避免直接接觸堅硬的地面，也可保護膝蓋前面的滑液囊。

## 不良姿勢 6 》
## 常穿高跟、厚底、無跟鞋

### 建議：選擇舒適且能支撐足弓的鞋。

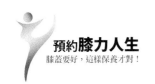
預約**膝力人生**
膝蓋要好，這樣保養才對！

　　長期穿高跟鞋不僅對膝關節不好，也會導致足底部長繭，大腳趾腫痛，或演變成鎚形趾、足部關節炎，且容易扭傷腳踝及產生腰背痛的症狀。

　　謝霖芬醫師表示，當我們長期穿著高跟鞋時，無論高跟鞋是寬跟或是細跟，都會令膝關節扭轉，膝關節經常受到這個轉力，易引起骨關節及軟組織磨損，繼而產生退化性膝關節炎。高跟鞋除了改變膝關節的活動能力之外，還會增加大腿肌肉與膝蓋的壓力，導致大腿及小腿肌肉疲勞，從而加速膝關節磨損。

　　厚底涼鞋或厚底鞋，將底部整塊加高，加高的部分通常比一般有跟的高跟鞋高。許多人認為厚底鞋穿起來像是「零跟鞋」，走路很舒服，但謝霖芬醫師澄清，人走路之所以平穩，是因腳底板成三角形，鐵三角是最穩固的，但穿上厚底鞋，腳底板會形成四角型，穩定性不佳，易摔傷。而因底部加高，較難感受路面起伏，會讓走路更吃力，也易引發腿部與膝關節過度使用。

　　此外，穿完全沒跟的平底鞋對於膝關節也是不利的。人

的腳板不是平整的，有一定的弧度，稱為「足弓」，主要功能是使重力分散，以支撐站立時的穩固性。穿太平底的鞋，足部重心向後移，有可能使足弓彈性喪失，不利於負重和行走。若長期穿著完全沒跟的平底鞋，站立或行走時間一長，易感到足、踝、膝、髖、腰等多個部位疼痛。

## 不良姿勢 7 》
## 忽然奔跑追公車

### 建議：提早出門或搭下一班公車。

　　謝霖芬醫師認為，忽然奔跑追公車對正常人的膝關節影響不大，因為搭公車前會先走路，無論路途長短，都可讓腿部、膝關節做些伸展，故忽然奔跑追公車對膝關節影響不大，要提防的是，忽然奔跑可能造成腿部肌肉、肌腱拉傷。

　　至於膝關節不好的人，則盡量不要突然奔跑，以免膝關節壓力增加，造成負擔，最好提早出門，這樣才能從容地搭下一班車。

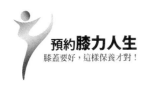
## 不良姿勢 8 》
## 錯誤的走路姿勢

### 建議：眼睛看前方，走路時手臂自然擺動。

　　有四種走路方式是錯的，外八走路、內八走路、墊腳尖走路、踢著走路。謝霖芬醫師表示，外八走路使膝蓋向外，長久下來易導致膝蓋變形；內八走路會導致O型腿；墊腳尖走路（通常是穿過高的高跟鞋）會使膝蓋因腳尖使力的關係，而太用力於腿肚上，易長出蘿蔔腿，也會加重腰椎的負擔。

　　正確的走路姿勢，頭部是垂直的，不要盯著腳下看，而是將視線保持在前方。可以想像有一根繩子連接頭頂，頭部往上提拉，這樣可讓頸椎合理支撐頭部重量，舒緩頸部肌肉的壓力，且頸部線條也能更流暢。

　　另外，走路時不要把手插在口袋裡，最好讓手臂輕微彎曲，隨著步伐自然擺動。

## 不良姿勢 9 》
## 頻繁上下樓梯沒扶扶手

### 建議：應有東西扶持，或可使用螃蟹走路法。

　　謝霖芬醫師表示，膝關節不好或腿部肌力不足的人，走樓梯時沒扶扶手較危險，可自備類似於拐杖的支撐物，讓走路時有所支撐。許多病患分享，上下樓梯時，像螃蟹一樣橫著走，膝關節較舒適，謝霖芬醫師也認同，上下樓梯時用螃蟹橫走法，可降低膝關節受力程度，但還是強調，要有東西扶持最適當，除了準備枴杖，也可扶著親友上下樓梯。

## 不良姿勢10 》
## 跪著用餐

### 建議：選擇正常座椅的餐廳，否則適時更換坐姿。

　　長時間維持同一個姿勢，對膝蓋是不好的，若選擇需跪

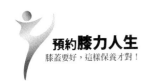

坐在榻榻米上用餐的餐廳，謝霖芬醫師建議，一定要適時更換坐姿、伸展膝關節，或適度站起來走動，活動膝關節，不要讓膝關節僵硬，以免站起來時過於吃力，造成進一步的傷害。起身時，雙手可扶地面或桌面，且放慢速度起身，避免拉傷。

膝關節不好的人應避免選擇跪坐榻榻米，或桌椅太矮太高的場所，最好找正常坐椅的餐廳用餐。

## 不良姿勢11》
## 曬衣服時頻繁彎腰拿衣物

### 建議：將置衣籃放到適合的高度。

曬衣服時，若一直彎腰拿衣服，會用到腰部的肌肉組織，難免增加腰部負荷。謝霖芬醫師提到，如果衣服擺放於地面，彎腰取衣時可稍微屈膝，但最佳方法是，將置衣籃放在陽臺或板凳上，不至於過低，拿起來方便，也較不會衝擊膝關節。

# 不良姿勢12》
# 常蹲下取物

## 建議：常用物品應放在適當高度，避免爬上爬下。

謝霖芬醫師建議，常用的東西最好放置在自己方便拿取的地方，才不會造成不便與麻煩，要小心拿取放置在高處的物品，避免東西倒下，壓傷自己，而取底層物品時，動作不要過大，避免膝關節碰撞到其他地方。

至於膝關節受傷者，拿高處物品時，記得腳踩穩固的板凳；若要蹲跪取低處物品，則在膝蓋下方放一塊軟墊，減輕地板對膝蓋的衝擊力。

### 醫師叮嚀

日常生活中有許多小細節，可能因一時疏忽、動作不慎而讓自己受傷，只要稍加注意，就可避免。千萬不要怕傷膝蓋而久坐不動，這會使膝關節退化，要適時地運動訓練腿部

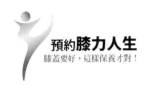
肌力。

　　在選擇鞋子方面，謝霖芬醫師建議，可選有人體工學設計的鞋子及鞋墊，不要選太軟或太硬的鞋，剛好即可，也要避免太高或太平的鞋，合適的鞋子能減少地面的衝擊力，而平常做伸展操或肌力訓練，也能強化對膝關節的防護。

（採訪整理／劉宜菱）

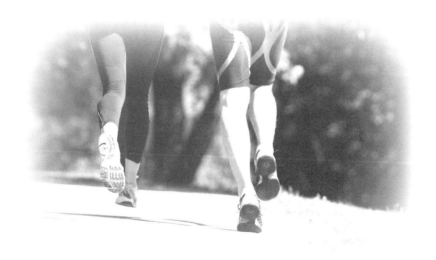

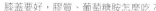
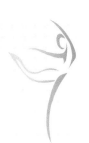

# 膝蓋要好
# 膠質、葡萄糖胺怎麼吃？

　　想要保養膝關節，哪些食物有效？膠質、蛋白質、鈣質、葡萄糖胺又該吃多少？營養師教你補對關節沒負擔！

　　家裕車禍受傷3個月，一星期做3次復健，膝蓋骨逐漸康復中，不過痠痛依舊，同事阿強的哥哥也有類似經驗，補充葡萄糖胺改善不少，建議他不妨試試，他心想真有這麼神奇？

　　60歲的林媽媽關節疼痛一陣子，時好時壞，一痛就不敢動，連逛超市都不願意，每次就診都問醫師：「該吃什麼顧關節？」醫師總是說急性疼痛時，先休息，然後走走路活動關節，反而對關節有幫助。林媽媽不死心，還是一直追問：「可以多吃木耳、海帶、秋葵嗎？」到底吃什麼能滋養關節？

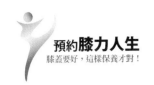

# 補足營養素，膝蓋顧得牢

　　膝蓋健康時，很少人會注意哪些食物對膝關節有幫助，當膝蓋「卡卡」作響、痠痛無力時，就會想到是否要吃些什麼來補膝蓋？

　　膝蓋是由骨頭、軟骨和韌帶構成，周圍有肌肉支撐，鈣、磷是構成骨骼的成分；蛋白質是形成肌肉、韌帶、骨骼、關節液不可或缺的營養素，會在身體合成出葡萄糖胺、軟骨素，有助骨細胞生成；維生素C能促進膠原蛋白形成，維生素B群可減緩疼痛、消除疲勞；維生素D則可協助鈣、磷吸收，馬偕紀念醫院營養師楊玉如表示，並沒有所謂補膝蓋的營養素，平時均衡攝取富含以下營養素的食物，身體會自行合成膝蓋所需的養分，讓關節活動自如。

## ★富含膠質、軟骨素的食物

　　這類食物含有豐富葡萄糖胺，可提供人體合成醣蛋白、

醣脂質與黏多醣體，是形成軟骨細胞的原料，亞東紀念醫院營養師王昱鈞建議，平常可適量攝取豬腳、雞爪、蹄筋、海參、雞皮、豬皮、山藥、木耳、愛玉、海帶、蓮藕。

## 攝取量》

　　膠質、軟骨素是一種身體可自行合成的蛋白質，存在肌腱、韌帶之間，每天補充足夠的蛋白質，身體會自行合成，供給身體使用。每人每天的蛋白質攝取量為個人體重×1～1.2公克，以體重50公斤為例，需攝取50～60公克。換算成份數，一般成人約從「蛋豆魚肉類」中攝取蛋白質5～6份，每份蛋白質含量為7公克，約35～42公克，其餘的15～18公克則從「五穀根莖類」（如白飯、堅果饅頭等主食）獲取。

### 注意事項

1. 豬腳、蹄筋、雞皮、豬皮、海膽的脂肪、膽固醇皆很高，

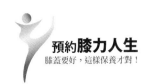

不要天天吃，1星期吃1至2份即可，或改吃山藥、木耳、愛玉、海帶、蓮藕這類膠質食物。

2. 隨著老化，年長者牙齒的咀嚼功能變差，烹煮這類食物時，要愈軟爛愈好，以利咀嚼，或者打成汁飲用。

3. 市售木耳、愛玉飲品，雖然方便飲用，所含糖分及添加物也多，避免過量食用。

### 蛋白質怎麼攝取？

以下是5份蛋白質食物，每份可提供7公克蛋白質的範例：

| | 蛋白質食物 | 可替換成含膠質或軟骨素食物 |
|---|---|---|
| 1 | 35公克的肉或魚，約1張名片大小 | 35公克的豬腳 |
| 2 | 1塊豆腐80克 | 300公克山藥（約12小塊） |
| 3 | 1杯約240cc豆漿 | 海參100克 |
| 4 | 1顆雞蛋 | ― |
| 5 | 1杯約240cc牛奶 | ― |

## ★富含維生素C食物

　　關節中的韌帶和肌腱主要成分是膠原蛋白，具有很強的伸展力，而維生素C有促進膠原蛋白合成功效，楊玉如營養師表示，維生素C能夠強化韌帶強度、增加關節潤滑黏液，也是修復關節軟骨的重要營養素，許多蔬果皆含量豐富，例如：菠菜、綠花椰菜、萵苣、彩椒、芭樂、西印度櫻桃、柑橘、檸檬、草莓、奇異果、哈蜜瓜，可輕鬆攝取。另外，維生素C是抗氧化劑，能中和導致細胞老化的自由基，保護關節。

### 攝取量》

　　根據行政院衛生署公布的成人每日維生素C建議攝取量為100毫克，約1顆拳頭大的芭樂、2顆奇異果，或半碗汆燙綠花椰菜，上限攝取量為2000毫克。

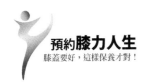

> **注意事項**

吸菸、壓力大者易消耗體內的維生素C，需多補充攝取。

## ★含鈣質食物

鈣質是強化骨骼的食物，雖不是維護關節主要原料，但當關節退化受損時，需靠骨骼支撐，避免關節受到更大的壓

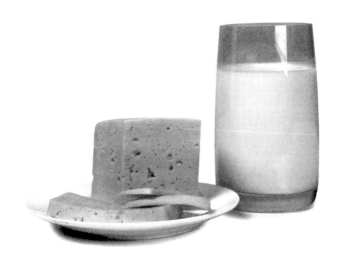

力。含鈣食物有小魚乾、黑芝麻、蝦米、牛奶、豆製品、莧菜、芥蘭、九層塔等。

## 攝取量》

根據行政院衛生署公布的成人每日鈣質建議攝取量，10歲以上的攝取量為1000～1200毫克，約1杯240cc牛奶（266毫克）＋手掌心大約10公克的小魚干（221毫克）＋2片45公克乳酪（258毫克）＋1碟紅莧菜（191毫克）＋手掌心大約10公克的蝦米（108毫克）。

### 注意事項

鈣質需透過維生素D轉化，才會被身體吸收儲存，平常不妨曬點太陽，讓身體產生維生素D，幫助鈣質吸收。

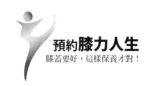

## ★Omega-3多元不飽和脂肪酸食物

王昱鈞營養師指出，Omega-3多元不飽和脂肪酸能在體內轉換成前列腺素，能夠促進免疫系統抑制發炎性化合物，緩減關節發炎，最佳來源是鯖魚、秋刀魚、沙丁魚等。至於Omega-3含量也很多的鮭魚、鮪魚等，在食物鏈中屬於高級掠食者角色，體內較易囤積汞等重金屬，建議孕婦、嬰幼兒應完全避免攝取鮪魚，以免危害人體。素食者可食用亞麻仁油、紫蘇油，其中 $\alpha$ -亞麻油酸成分會在體內轉換成Omega-3脂肪酸。

### 攝取量》

多元不飽和脂肪酸有Omega-3及Omega-6兩種，一般植物油所含的脂肪酸通常是Omega-6較多、Omega-3較少，最佳作法是從Omega-3含量豐富的動、植物製品中攝取，而且兩者比例最好是2：1或3：1。

### 注意事項

服用魚油膠囊是不錯的選擇，但不可攝取過量，應依照營養標示攝取，避免導致凝血功能不良。

## 借助保健食品，降低骨頭磨損

膝蓋疼痛痠軟時，許多人會聯想到吃維骨力、葡萄糖胺、膠原蛋白、軟骨素、玻尿酸之類的保健食品，但真的有效嗎？

市面上林林總總標榜保護改善膝關節的保健食品不少，但不是每一種保健食品對改善或維護關節都有效。以膠原蛋白為例，人體可合成膠原蛋白，多攝取維生素C可幫助膠原蛋白合成。有商品號稱直接飲用或服用膠原蛋白即可保護關節，楊玉如營養師說，目前缺乏科學證據。

至於玻尿酸，王昱鈞營養師表示，玻尿酸注射治療才有效，口服玻尿酸效果不佳。現階段，口服的保健食品被證實

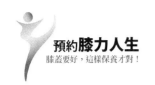
有效的是葡萄糖胺及軟骨素，由於軟骨素製造過程複雜，通常會添加葡萄糖胺，所以市售成品均含這兩種成分。

## ★葡萄糖胺（維骨力）

　　王昱鈞營養師表示，目前市售葡萄糖胺有3種類型，其中的硫酸鹽類（Glucosamine sulfate）就是維骨力，吸收能力最好，目前列為處方用藥，一般藥妝店、大賣場買不到。其餘的鹽酸鹽類和乙醯葡萄糖胺並不是藥品級維骨力，而是食品級葡萄糖胺，可在一般藥妝店、大賣場購買。

　　楊玉如營養師說明，葡萄糖胺營養補充品，對初期關節炎患者有效。葡萄糖胺會刺激軟骨細胞生成膠原蛋白及黏多醣，修護受損的軟骨組織，讓關節韌帶、軟骨再生，同時可促進關節液分泌，舒緩關節間的摩擦，降低發炎症狀。但並非對每個人都有作用，若關節炎已屬惡化狀況，約有2/3的患者補充效果不佳。

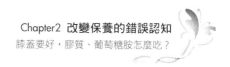

## 攝取量》

一般保健食品建議攝取量為1500毫克。

### 注意事項

由於硫酸鹽類葡萄糖胺有含鈉及含鉀兩種不同成分，心血管疾病者不宜選購含鈉的葡萄糖胺；腎臟功能不良及限鉀病患，不宜選購含鉀的葡萄糖胺，選購前需請教醫師及營養師。

（採訪整理／梁雲芳）

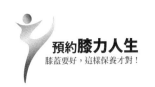

# 進入更年期
# 退化性關節炎會提早來臨嗎？

　　不少男女進入更年期，擔心鈣質流失，會造成退化性關節炎提早報到。馬偕紀念醫院復健科主治醫師謝曉芙及臺北榮民總醫院骨科部運動醫學科主任馬筱笠說明，目前沒有足夠的科學研究能顯示兩者之間有關聯，鈣質流失主要與骨質疏鬆症相關，而骨質疏鬆症與退化性關節炎，在症狀及治療上都不相同。

　　但要注意的是，骨質疏鬆的患者如果跌倒，容易發生脊椎骨與髖關節骨折，可能會傷及膝關節，日後有可能形成次發型退化性關節炎。所以年輕時要保本，除了注意關節保養外，也要留意鈣質的攝取，以免年紀大了骨質疏鬆，一旦發生意外導致骨折，對身體的傷害可能波及到膝關節。

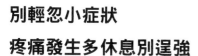

# 別輕忽小症狀
# 疼痛發生多休息別逞強

　　進入六十歲後，退化性膝關節炎症狀就會逐漸顯現，但關節炎引起的疼痛常不是急性突發性劇痛，而是緩慢發生的疼痛，或關節活動困難，例如蹲下站不起來，上下樓梯吃力，故常被許多人忽略。

## ■初期症狀

　　關節囊分泌的潤滑液變少，軟骨與軟骨之間偶爾會相互磨擦，病患會覺得膝痠痛無力感，隱隱作痛，疼痛不明顯，最明顯的是，膝關節本身或肌肉附近變緊，不柔軟，關節靈活度變差，蹲下後不易站起來，通常在一夜休息後，隔天起床時會感覺關節活動範圍受限，稍微活動後，緊繃感很快消失，但活動之後，疼痛再度發生。後來磨損程度較為深層，侵犯到膝或臏關節，會出現內側膝關面疼痛，有時候會向上

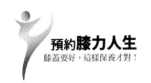
牽連引起腰痠背痛，或向下蔓延到小腿肚、腳踝的疼痛。偶爾會有膝關節囊積水、膕窩部囊腫現象。

## ■中期症狀

軟骨愈磨愈薄，磨損程度較為深層，會侵犯到內側半月軟骨，有些破損的軟骨下方骨頭會暴露出來，關節上下缺乏關節軟骨做為緩衝，會增加局部壓力，導致關節深處痠痛明顯，而且持續疼痛，出現僵硬狀況，膝蓋無法支撐，不能久站，更不能蹲、跪，關節活動受限範圍更多。

## ■嚴重症狀

退化性關節炎晚期，關節軟骨已經磨損殆盡，骨頭直接接觸骨頭，關節隙縫幾乎完全消失，由於膝關節囊退化萎縮，關節會變形，形成Ｏ形腿形狀，變形退化的膝關節，患者不僅有疼痛感，走路常有跛腳步態，上下樓梯更是痛苦，

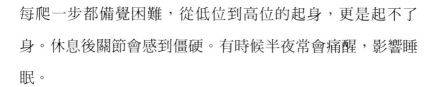
每爬一步都備覺困難，從低位到高位的起身，更是起不了身。休息後關節會感到僵硬。有時候半夜常會痛醒，影響睡眠。

馬筱笠醫師提醒，年過五十以後，關節活動已大不如前，使用關節時要特別注意，尤其要從事爬樓梯、登山、走階梯步道、久蹲種菜或修剪花木、法會跪拜或朝山這類活動時，要謹慎為宜，一旦關節出現痠痛、僵硬、活動有些受阻時，就要暫時停止，千萬不要勉強。

## 退化性關節炎非藥物治療方式

### ■休息

退化性關節炎是軟骨磨損、肌肉萎縮所引起，馬筱笠醫師表示，疼痛時最好的治療方式是不要再過度活動，適度休息。若屬於慢性疼痛，即疼痛持續三至六個月以上，痛感包括刺痛、撞擊痛、燒燙痛、悶痛及尖銳痛，休息待疼痛緩解

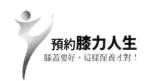
後，用熱敷袋或熱敷包熱敷15分鐘，可消除疼痛。若屬突發性的急性疼痛，原來膝關節沒有疼痛感，突然從椅子起來或搬東西時，膝蓋出現不能忍受的急性疼痛，則需使用冷敷袋或冷敷包冷敷15分鐘，可止痛。待疼痛緩減後，再依醫師建議，漸進恢復活動。

## ■補充營養素

謝曉芙醫師表示，初期退化性關節炎可嘗試短期補充葡萄糖胺，此類為營養補充品非藥品，不過估計約僅三分之一的人有助初期症狀減緩，如反應佳再考慮繼續使用。

## ■強化大腿肌力

很多人以為退化性關節炎要少動，馬筱笠醫師認為，要視症狀而定，若疼痛、僵硬狀況不嚴重時，可坐在椅子上，直接抬起整隻腳，不要用活動到膝蓋，約五秒鐘，可做10～

20次，可鍛練到大腿肌肉強度。若情況愈來愈好，可在腳踝上綁上沙包，增加重量練習，強化肌肉力量。

## ■減重

若同時有體重過重與退化性膝關節炎，適當減重，可降緩膝關節退化並減輕症狀，減重運動宜請醫師給予個人化建議，選擇低衝擊性且消耗熱量效率高之運動類型。

# 退化性關節炎藥物治療方式

## ■口服藥物

若不舒服的症狀較為明顯，或單獨使用非藥物治療反應不佳時，可與醫師討論，短期佐以個人化口服藥物，以減輕膝關節疼痛與發炎，避免不舒服的症狀大幅影響體力及日常生活。

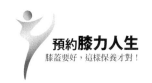
## ■關節注射

　　若關節疼痛、腫脹情形已明顯影響活動功能，需與您的治療醫師討論，在關節部位精準注射適當藥物，例如玻尿酸或小量類固醇，作用比口服藥物效果快，且對全身性副作用的影響較小。

## ■手術治療

　　若退化性關節炎已影響到日常生活，且各種保守治療皆無效時，可與您的治療醫師討論，是否適合接受關節內視鏡手術或人工關節置換術。

（採訪整理／梁雲芳）

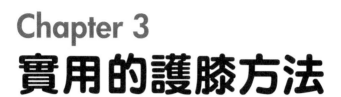

# Chapter 3
# 實用的護膝方法

聰明做好護膝運動，不管幾歲都能自在出遊，不用擔心天氣變了，膝蓋就痛，真實感受樂活的人生！

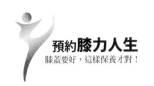
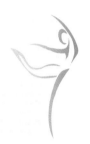

# 護膝大作戰
# 用對輔具更省力

　　膝關節疼痛不堪，需使用護膝、拐杖嗎？該怎麼選購才能真正幫上忙？

　　不少膝蓋痛的患者除了看骨科治療，也會求助復健科。復健科針對輕度退化性膝關節炎患者，主要的治療原則是給予病患衛教與物理治療，積極輔導減肥，以便維持理想體重，減輕膝關節負荷、降低關節磨損機率；同時也會引導患者運動強化肌力，並使用輔助器具，在必要時才使用止痛藥。

　　只是，輔具種類多，每一種輔具，有各自的用途，究竟該怎麼選擇與使用？以下針對3類常見輔具，請復健科醫師建議正確用法。

# 輔具1》護膝
## 避免膝蓋因走動而拉扯疼痛

最常見的輔具，莫過於膝蓋疼痛時，民眾最常想到的「護膝」。

敏盛綜合醫院大園院區院長蘇先河指出，退化性膝關節炎患者一般會使用彈性護膝（elastic knee brace），或卸載護膝（unloader knee brace）。前者在醫療器材行可取得，約幾百元到1千元上下；後者依處方訂製的卸載護膝，價格約在3到4萬元之間。

### ■彈性護膝

用於膝關節疼痛的急性期（大約疼痛出現的1個月之內），只有在走路時才需要穿戴，無須24小時使用。使用彈性護膝的用意在於減少進一步受傷，也就是藉由護膝的包覆力，避免膝關節周圍軟組織因關節活動再度被拉扯，而造成

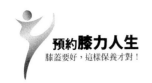

疼痛。另外，也可在一般醫療器材行選擇有兩側加強條的彈性護膝，可針對膝蓋的內、外側加強保護，行走時膝蓋會較穩定。

　　桃園縣物理治療師公會理事長、敏盛綜合醫院物理治療組組長江立方提醒，購買彈性護膝要以舒適不悶熱為基礎，選擇適合自己的規格（不要太鬆或太緊），才能提供有效的保護力，無論是彈性布料，或是附有魔術氈材質的護膝皆可。

　　此外，使用時要注意護膝的彈性，若布料失去彈性就沒有保護力，一般彈性護膝的壽命約在2至3個月間。

### ■卸載護膝

　　需依處方訂製，是用三點壓力的原理，給予膝蓋內側或外側支撐點，減少行走時膝蓋內、外側過多的壓力，較常使用在X型腿或O型腿合併退化性膝關節炎的患者身上。通常醫師會參考X光檢查的結果，考量患者的行走習慣，才做推

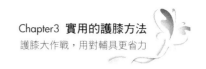

薦。不過，卸載護膝價格高昂，且臨床上無大規模研究證明對病人有更好的效果，因此，實際使用的患者不多。

然而，穿戴護膝對膝關節疼痛者還是屬於「治標」的方法，要透過運動訓練、重建肌肉才是真正治本的方法。

在運動時使用護膝，可提升運動時膝蓋的穩定度，只要選擇舒適、透氣的材質即可。如果穿戴護膝運動後，沒有感覺膝蓋不適，代表運動的質、量是身體可負荷的；如果在運動後，覺得膝蓋更加疼痛，代表運動過量、姿勢錯誤或習慣不良，需要調整運動方式。

## 輔具2》拐杖
## 分擔下肢承受的體重

在郊山，常可見到登山客拿著一根拐杖幫助行走。拐杖最主要的功能在增加行走時的支撐面，以減緩下肢或身體骨骼必須承擔的負荷。使用拐杖可分擔患側下肢所承受的重量約20％至25％，尤其膝關節是人體最大的關節，當站立時，

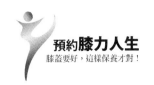
身體的重量都由膝關節承受，特別在上下樓梯和斜坡時，膝關節承受的壓力更是一般行走平路的3倍。

當膝關節退化到關節嚴重變形，或是在日常生活上出現限制（例如爬小山坡很吃力）時，就要開始使用拐杖。身為復健科醫師，蘇先河院長表示，拿拐杖的基本原則，是要拿在受傷腳的對側（例如左腳受傷，拐杖要拿在右側）。拐杖要拿在受傷腳對側的原因，是要藉拐杖形成「三點支撐」，讓身體的重心移往健康腳側，協助正常行走。

使用拐杖時，要注意手臂的姿勢，避免肌肉骨骼關節過度負荷，而造成手部的傷害。原則上，拐杖的末端約在腳尖外側10至15公分處，扶手高度在大腿大轉子處（即骨盆連接大腿骨交接處），手部自然抓握，勿過度彎曲，手肘彎曲20至30度。無論拐杖的材質為何，最重要的是與地面接觸的尖端要加上橡膠墊，才能避免打滑的危險。

## 5招，正確使用拐杖

你使用拐杖的方式正確嗎，小心姿勢不正確，反而讓手部肌肉骨骼關節過度負荷，而造成手部傷害。

1. 選擇與地面接觸處有橡膠墊止滑的拐杖。
2. 拐杖要拿在受傷腳的對側（例如左腳受傷，拐杖要拿在右側），讓身體的重心移往健康腳側，協助正常行走。
3. 使用拐杖時，拐杖的末端約在腳尖外側10至15公分處。
4. 扶手高度約在骨盆連接大腿骨交接處。
5. 手部自然抓握，手肘彎曲20至30度即可，勿過度彎曲，以免手部過度負荷。

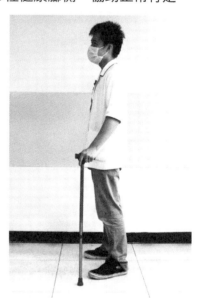

（圖／敏盛綜合醫院物理治療組組長江立方提供）

95

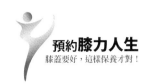

# 何謂高弓足

**簡易判斷：**將腳掌沾濕置於平鋪的紙上，由腳印或足弓高度可知足型。足弓具有3項功能：1.給予腳跑跳、彈跳的力量、2.避震，減少衝擊、3.保護腳底肌肉、神經。

高弓足的患者，因腳底內側足弓過高，站立時身體的重量大多集中在雙腳的前、後端，步行時易有外八字或有腳趾後縮的情形，行走時力量易向外旋，腳步缺乏穩定性。

由於高弓足者的足底壓力集中在雙腳前、後側，分布不平均，膝關節自然會調節姿勢，保持行走時的平衡，但長久下來，反而讓膝關節的單側過度磨損，形成傷害。高弓足不只對膝關節造成傷害，也可能影響髖關節，或是造成足底筋膜抽痛等情況。

（採訪整理／黃倩茹）

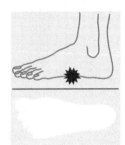

**低弓足（扁平足）**
壓迫點易產生於足弓位置，緩衝效果較弱。

96

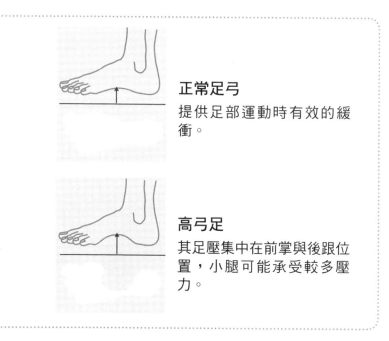

**正常足弓**
提供足部運動時有效的緩衝。

**高弓足**
其足壓集中在前掌與後跟位置，小腿可能承受較多壓力。

# 輔具3》鞋墊
# 讓行走時足部壓力平均

　　很少人會想到，膝關節的退化、磨損，很可能是穿了不適合的鞋子或鞋墊引起。蘇先河醫師指出，鞋底具吸震效果、楦頭能彎曲，是能保護膝蓋的鞋子，正確的「鞋墊」還

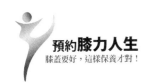
能改善許多膝關節、髖關節痛患者的病因。

舉例來說，扁平足和高弓足患者由於足弓過低和過高，行走時足部壓力不平均。當足部壓力不平均，間接影響膝關節、甚至髖關節的受力不平均，久而久之，也易形成膝關節、髖關節的磨損、老化而疼痛。

對於此種患者，最好的方式就是選擇正確的鞋墊，幫助足部均衡施力，源頭改善了，膝關節與髖關節的受力就會均衡。在復健科診間，大部分是小孩子被父母發現走路怪怪的，來接受醫生診斷量身訂做鞋墊改善症狀；至於成年人則多因膝、髖關節疼痛求診，才知道問題的根源出在足部。

市面上某些鞋子品牌針對扁平足或高弓足提供特殊鞋墊，對症狀改善也有幫助，但如果膝關節或髖關節疼痛不適，還是要尋求醫生診斷，找出真正的病因。

（採訪整理／黃倩茹）

## 膝關節嚴重退化，怎麼申請身心障礙手冊？

根據身心障礙保護法，上、下肢有機能顯著障礙的情形時，即符合申請身心障礙手冊的資格。所謂「上、下肢有機能顯著障礙」指的是：

1. 正常關節活動度喪失70％以上；以上所述關節，上肢包括肩、肘、腕三大關節，下肢包括髖、膝、踝三大關節。
2. 肌力程度為二級（可移動位置，但不能抬起）或三級（肢體能抬離床面，但不能對抗阻力）。

申請人必須在戶籍所在地公所領取申請表及鑑定表，依指定流程到鑑定機構進行鑑定，經社會局（處）的評估審核後，核發身心障礙證明。

申請身心障礙手冊的相關資訊，與申請輔具補助的條件，民眾可撥打1957（內政部免付費福利諮詢專線），或到各縣市政府洽詢。

（採訪整理／黃倩茹）

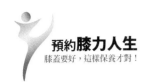

## 膝痛無力，注意居家布置防跌倒

對膝關節退化的人而言，由於關節表面軟骨磨損、老化，造成發炎疼痛，在日常生活中，很可能一不小心就「跌倒」。跌倒造成的傷害可大可小，輕則皮肉傷，重則昏迷，若能營造防止跌倒的居家環境，避免跌倒發生，才是治本的方式。

敏盛綜合醫院大園院區院長蘇先河建議：

1. 浴室地面要保持乾燥並有防滑裝置，浴缸底部或淋浴間地板要貼防滑布，浴室和馬桶旁要加裝扶手，穩固重心且方便起身。

2. 床邊可加裝扶手，且不要堆放雜物，並將電線固定，保持走道暢通。

3. 室內空間要有充足的照明，夜間要開啟夜燈，保持走道

和浴室有足夠的光線。眼鏡、拐杖等工具要放在床邊隨手可拿之處。若是不方便下床，可考慮在床邊使用便盆，更增安全性。

4. 在樓梯收邊處貼止滑條，地面盡量不要使用小塊地毯或踏墊。

通常剛起床、要開始活動的第一步，是膝關節最容易疼痛的時刻。建議先在床上做3分鐘的關節柔軟體操，再慢慢下床，比較不易疼痛。

此外，要注意膝蓋的保暖，通常在濕、冷的天氣，疼痛感會增加，可利用電毯、暖暖包熱敷或是泡熱水澡，增加關節處血液循環，減低疼痛程度。

（採訪整理／黃倩茹）

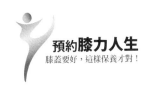

# 寒冬不怕膝蓋痛
# 看電視空檔做護膝運動

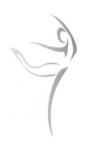

　　冬天冷風颼颼，關節疼痛將更明顯，很多人連走路都痛，索性不動。殊不知臥床一周，肌肉功能減少20％，若肌肉缺乏力量，反而無法保護膝蓋，日後行動會更困難。專家教你簡易護膝運動，在家輕鬆動一動，濕冷的冬天也能向疼痛說掰掰！

　　58歲的擎元前些日子因退化性膝關節炎急性發作，一走路就痛，讓他變得不喜愛活動，整天待在家。兩個月後回醫院門診，發現肌力明顯下降，醫生說肌肉缺乏力量反而對膝蓋不好，因此建議擎元可以做護膝運動，強化膝關節周圍肌肉的柔軟度、肌力和耐力，增加膝關節穩定度，自然減低疼痛。

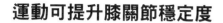

## 運動可提升膝關節穩定度

　　敏盛綜合醫院大園院區院長蘇先河指出，膝蓋是人體內活動相對單純的關節，只有伸直與彎曲的動作，因此藉由強化周邊肌肉力量，便能增加膝關節穩定度。膝關節穩定度提升後，膝關節活動（步行或運動）時，關節間的摩擦降低、晃動減少，就不易造成疼痛。

　　桃園縣物理治療師公會理事長、敏盛綜合醫院物理治療組組長江立方表示，與膝關節息息相關的肌肉是大腿前側的「股四頭肌」、大腿後側肌群、大腿內側肌群與大腿外側的「張闊筋膜肌」。而強化肌肉的原則，大致可依「體適能」的概念，分為柔軟度、肌力與耐力三個面向。

## 柔軟度好，較不易拉傷

　　柔軟度是關節可活動的範圍，與肌肉和韌帶的活動度相關。具有良好柔軟度的人，肌肉較不易拉傷；柔軟度不好的

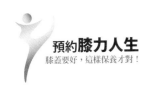

人，易肌肉扭傷，引起腰背痠痛疾病，膝關節也不例外。

可藉由柔軟操或伸展活動來增進柔軟度。江立方物理治療師表示，肌肉伸展（拉筋）運動，著重肌肉拉開後要停15秒，才能達到伸展效果。每天都可做，特別在運動前一定要做；每個動作重複10次。

動作示範／桃園縣物理治療師公會理事長、

敏盛綜合醫院物理治療組組長江立方提供

採訪整理／黃倩茹

## ★提升膝部「柔軟度」運動

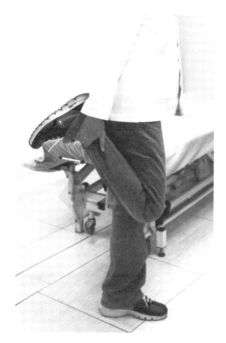

## 1. 「股四頭肌」柔軟運動

單側腳站立，另一側腳向後彎曲，雙手抓住腳踝。當感受到
股四頭肌有被拉扯到時，維持此姿勢15秒，放鬆，然後換邊
進行。此姿勢也可同時訓練身體姿勢與平衡感。

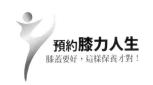

預約**膝力人生**
膝蓋要好，這樣保養才對！

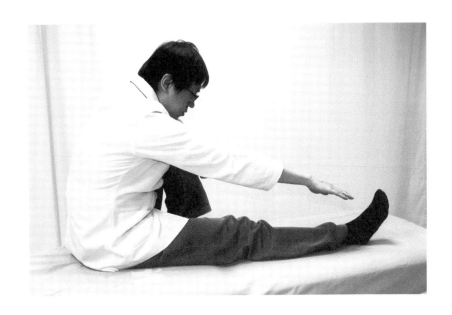

## 2.「大腿後側肌群」柔軟運動

坐在平地上，雙腳伸直。爾後左腳彎曲，右手伸直觸碰右腳尖，當感受到大腿後側肌群有被拉扯到時，維持此姿勢15秒，放鬆，然後換邊進行。

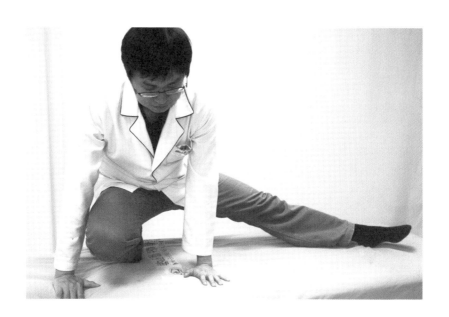

## 3.「大腿內側肌群」柔軟運動

身體向下蹲，雙手扶地，一腳彎曲，另一腳伸直，身體重心
在彎曲腳的一側，向下施力，當大腿內側肌肉感覺有用力
時，維持此姿勢15秒，放鬆，然後換邊進行。

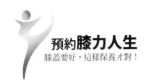

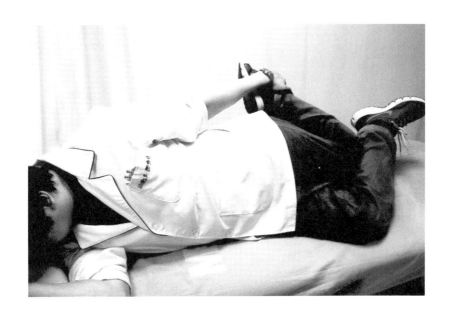

## 4. 「張闊筋膜肌」柔軟運動

側身在地，靠地面的手放在頭側，靠地面的腳彎曲勾住另一
隻腳的膝蓋，另一隻手抓住同側腳的腳踝，當感覺到大腿外
側肌肉有用力時，維持此姿勢15秒，然後換邊進行。

## ★增強膝部「肌力」訓練

### 1. 訓練「股四頭肌」肌力運動

對退化性膝關節炎的患者而言，大腿前側肌肉（股四頭肌）
的肌力訓練是最重要的。因為行走時，在大腿前後內外四個

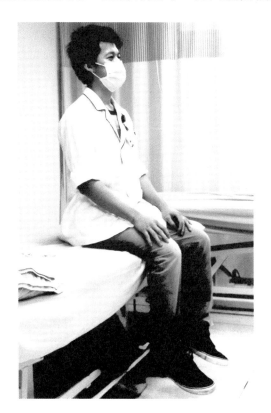

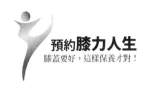
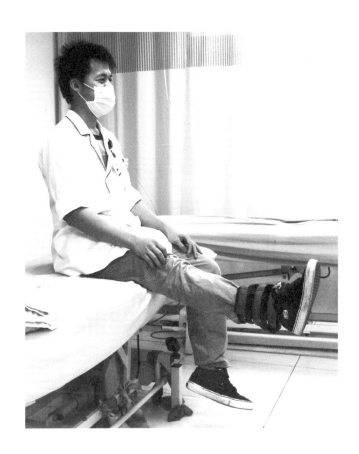

肌群中，股四頭肌的肌肉力量比例最大，與膝蓋的穩定度也最相關，因此，坊間許多膝蓋訓練的運動，都會著重於股四頭肌。

肌力指的是肌群一次收縮所產生的最大力量，保持良好的肌力對於促進健康、預防傷害與提高工作效率有很大的幫助。

訓練股四頭肌，可在單腳腳踝處綁上沙包，然後坐在床沿或穩定的椅子上，把腿伸直，再慢慢放下。江立方物理治療師建議，一般人約採用2至3公斤的沙包，大約是當腳伸直到最高點時，有點會抖的感覺，如果當伸直到最高點仍感覺很輕鬆，就要增加沙包的重量。

腳綁沙包後伸直、再放下，重複做20次是一回合，理論上做20次後股四頭肌會感到有點酸，如果沒有酸的感覺就代表重量不夠。一隻腳進行一回合後，即換腳訓練。

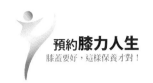

## 2. 訓練「大腿後側肌群」肌力運動

沙包除了用來訓練股四頭肌外，也可用來增強大腿後側肌群和張闊筋膜肌的肌力。

訓練大腿後側肌群時，可趴在平坦的地面或軟硬適中的床上，雙手手肘撐住地面，綁沙包的腿先彎曲，再輕輕放下。一樣以重複20次為一回合，理論上做完一回合訓練後，大腿後側肌群會有酸酸的感覺，這才正確。

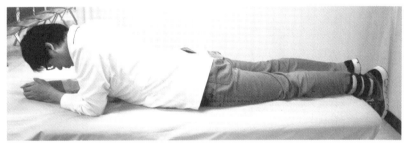

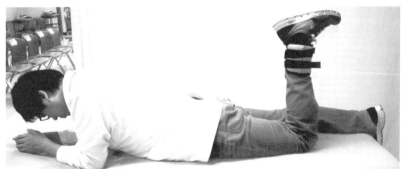

除了沙包，也可用抗力球輔助訓練大腿後側肌群。四肢觸地，將抗力球放在胸、腹部支撐身體，將一隻腿抬起與身體成一直線，爾後輕輕放下，再換另一隻腿。要做到大腿後側肌群有微酸的感覺，才有達到訓練目的。

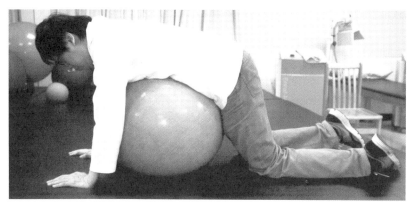

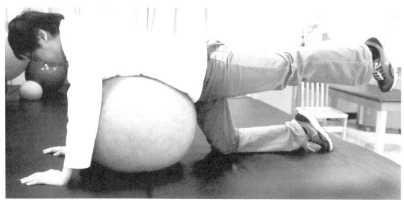

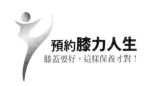

## 3. 訓練「大腿內側肌群」肌力運動

至於大腿內側肌群的訓練，有兩種方式。其一是將抗力球夾在雙腿間，雙腿用力夾球的訓練，一樣以20次為一回合，或是連續做15分鐘亦可，重點是要讓大腿內側肌群有酸酸的感覺，才有訓練到。另一種訓練大腿內側肌群的方式，是平躺在床上，雙腳抬高，在空中畫「8」。

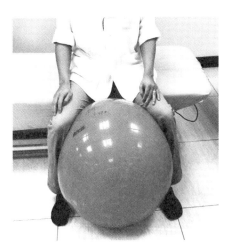

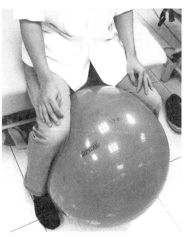

## 4. 訓練「大腿外側肌群」肌力運動

訓練大腿外側肌群（張闊筋膜肌），可側躺在床上，在上側腳綁沙包，抬到可抬起的最高點後，輕輕放下，此時張括筋膜肌會有用力的感覺，當進行一回合20次後，應該要有酸酸的感覺。爾後換邊進行。若居家沒有準備沙包，也可直接進行此項訓練，對張括筋膜肌一樣有訓練效果。

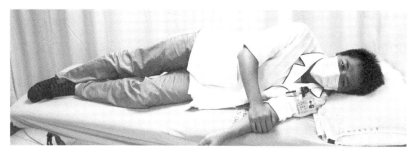

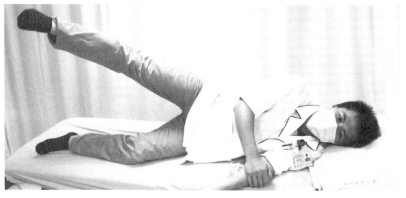

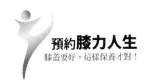
## ★提升肌肉「耐力」訓練

### 1.「室內踩單車」是膝關節退化者的好運動

膝關節周圍肌肉的耐力訓練，與心肺耐力的訓練相關。江立方物理治療師表示，耐力訓練可以是戶外運動，如騎單車就是很好的運動，但要注意的是，通常不建議膝蓋受傷的患者爬山、慢跑或快走，這些運動的衝擊力大，易再次對膝關節造成傷害。

「對退化性膝關節炎患者而言，騎單車是最好的運動」，當腳踩在踏板上，一前一後規律地運行時，運動到大腿的前、後側肌群，又因腳步沒有接觸地面，因此不會對膝關節產生衝擊力，對退化性膝關節炎患者，是能兼顧安全又能運動到的首選。

不過，江立方物理治療師提醒，還是要選擇平坦的騎乘路段，不要太過顛簸，才能盡可能避免震動。

此外，急性期剛過的退化性膝關節炎患者，或許對於出外騎單車有些擔憂，可考慮在室內踩健身車，有相同效果。

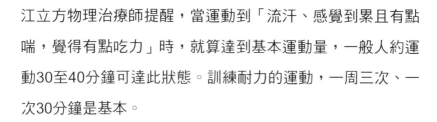

江立方物理治療師提醒，當運動到「流汗、感覺到累且有點喘，覺得有點吃力」時，就算達到基本運動量，一般人約運動30至40分鐘可達此狀態。訓練耐力的運動，一周三次、一次30分鐘是基本。

此外，<u>膝關節急性疼痛剛過、甫進入運動復健階段的病人，由於生病期間少運動，肌力易下降，因此一定要先訓練肌力，待肌力回復後再加入耐力訓練，才能避免肌肉在肌力不足的情況下被過度使用而造成傷害。</u>

## 2.水中運動有助減低發炎，減少膝關節負擔

江立方物理治療師建議，選擇深度140公分的標準池，約是肩膀也能浸泡在水中的深度，在水中無論是游泳，或只是單純的走路，都是很好的運動。

水的浮力可減輕膝關節承受體重的壓力，讓膝關節在最沒有負擔的情況下，進行周邊肌肉訓練；水的阻力也能讓肌肉訓練更有效率；更重要的是，即使在溫水游泳池，水溫都比體

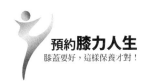
溫低，低溫環境能讓身體在運動時，體溫不會升高太多，也有助於降低發炎反應，讓膝關節受傷者在水中可以運動得更久，相對地可以得到更好的效果，以及更舒適的運動體驗。

水中運動並沒有限定什麼動作才對膝關節好，善游泳的人大展泳姿，或是借助浮板、泳圈的幫忙，打水前進，甚至只是單純地在水中步行，都是很好的運動方式。至於運動的量，以感覺到呼吸有點喘、肌肉有點酸為原則。

## 運動後必做放鬆運動
## 確保生命安全

運動後，別忘了做放鬆運動，簡單的說，就是把運動強度降到只有50％的程度，如原本慢跑的人，可將步行當作放鬆運動；原本游泳的人，可把水中慢步作為放鬆運動。江立方物理治療師表示，運動後的放鬆運動，最主要目的是「確保生命安全」，因為在運動時身體的血液分布在四肢，若突然停止，心臟會負荷不了，因此需要一段時間的放鬆運動，讓

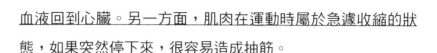

血液回到心臟。另一方面,肌肉在運動時屬於急遽收縮的狀態,如果突然停下來,很容易造成抽筋。

最後,江立方物理治療師提醒,若感覺膝關節有異狀,還是要到醫院找骨科醫師做詳盡的檢查診斷,再針對醫師或物理治療師給的復健運動計畫進行。例如造成O型腿的原因很多,可能是足部、踝部,甚至是髖關節的問題,如果自己一味地針對膝關節做運動訓練,反而可能讓情況更嚴重。

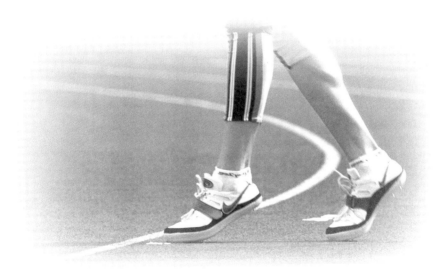

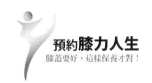

## 膝蓋不好的人能慢跑嗎？

現在最流行的慢跑運動，桃園縣物理治療師公會理事長、敏盛綜合醫院物理治療組組長江立方不建議膝蓋受傷的人從事。慢跑時，當腳與地面接觸的瞬間，會產生很大的衝擊力，如果膝關節周圍的肌肉無法發揮良好的保護作用，就會對膝關節帶來很大的衝擊力並產生很大的晃動。對退化性膝關節炎患者而言，在平坦的路面騎單車，或在室內踩健身車、在水中游泳、漫步是更好的選擇。

膝關節健康者可以慢跑，但仍要慎選場所，PU材質的跑道是較好的選擇，能降低衝擊力，但如果喜好路跑運動者，建議有良好的裝備，像是專業的路跑鞋和運動型護膝，來幫助保護足部、膝部的安全。

（採訪整理／黃倩茹）

# Chapter 4
# 迷上路跑，又怕傷膝蓋怎麼辦？

跑步可以鍛鍊腿部的肌耐力，可是運動強度超過膝蓋負荷，容易引發疼痛變成「跑者膝」，本篇完整教你：這樣跑，不傷膝蓋！

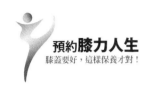

# 瘋路跑
# 怎麼跑不傷膝蓋？

　　彩色路跑、太白粉路跑、Hello Kitty路跑……路跑風靡全臺，成為全民運動，但準備不足，貿然參加路跑，當心運動傷害隨之而來！

　　從事企劃工作的杰凱，在朋友鼓吹下，一同參加了時下最夯的路跑活動。平常久坐辦公室，沒有規律運動習慣，賽前曾練跑3公里，自認沒什麼問題。沒想到，在路跑當天，雖然是參加9公里的短距離路跑，但跑了近一個小時就覺得膝蓋疼痛，後來不但跑不動，連走完9公里都有困難，一跛一跛被人攙扶離開會場。

　　路跑是這兩年最流行的運動，但事前準備不足，貿然參加路跑，很可能像杰凱一樣膝蓋受傷。臺中榮民總醫院骨科

部運動醫學科主任陳超平表示，跑步時膝蓋大量活動，導致膝蓋內外前後側疼痛，稱為「跑者膝」，常見原因如下：

## 運動強度超過負荷
## 「跑者膝」引發疼痛

### 1 髂脛束摩擦症候群

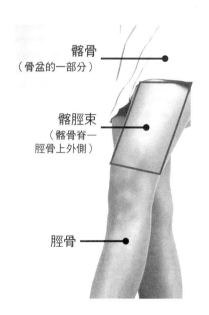

這可說是許多跑者的痛！敏盛綜合醫院大園院區院長蘇先河解釋，髂脛束肌群位於大腿外側，連結骨盆旁的髂骨，至小腿脛骨。跑步時，髂脛束不斷和膝蓋骨摩擦，造成肌肉和骨骼間的襯墊——滑液囊發炎。特別是全馬42.195公里選手，跑步時髂脛束與膝蓋摩擦

髂骨
（骨盆的一部分）

髂脛束
（髂骨脊一
脛骨上外側）

脛骨

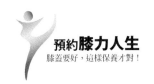

數萬次，常有人發現跑完後膝蓋外側異常疼痛，幾乎無法走路，要緊急冰敷，或用彈性繃帶加壓，才能稍微緩解疼痛。

此外，大腿內側的鵝足肌群，也可能和膝蓋過度摩擦，造成滑液囊發炎，膝蓋腫脹疼痛。

## 2 髕骨股骨疼痛綜合症

陳超平醫師解釋，跑步時，膝蓋前方髕骨與股骨不斷摩擦，使得骨頭間的軟骨承受過度壓力；或大腿內外側肌力不平衡，使髕骨無法正確運行在軌道內，都可能造成髕骨股骨疼痛綜合症，使膝蓋前面疼痛。

桃園縣物理治療師公會理事長、敏盛綜合醫院物理治療組組長江立方提醒，就算平常「有在練」，如果能力只到半馬，貿然挑戰全馬，除跑者膝外，也可能出現足底筋膜炎，即足弓至足跟的肌肉受傷，腳底有劇烈刺痛感；還有些人會小腿拉傷，這是因跑步時小腿過度使用，肌肉變形，甚至產生撕裂傷或斷裂。

## 急性運動傷害先冰敷
## 勿勉強再跑

不論跑者膝、足底筋膜炎或小腿拉傷，都和跑步姿勢、肌肉平衡度有關。陳超平醫師提醒，**足夠的事前訓練，是預防運動傷害的根本辦法！**受傷可說是所有運動愛好者的痛，一旦受傷，醫師都會告訴你，先休息，不能再跑了。

運動傷害分為急性和慢性，身為復健科醫師，蘇先河醫師表示，一般運動傷害源自姿勢不良或瞬間外力造成，通常屬於急性運動傷害，約1～2週會改善；但如果受傷部位的傷害不斷累積，例如傷還沒完全好又去跑步，使傷害不斷復發或感覺疼痛，就成為慢性疼痛。慢性疼痛的特質是不易痊癒，病人不時感覺患處略不舒服或疼痛。

蘇先河醫師提醒，**急性的運動傷害，要先休息，不能再跑，讓肌肉、韌帶、軟骨有喘息恢復的機會，否則演變成慢性疼痛更麻煩。急性期可先冰敷，並用彈性繃帶加壓。如果疼痛超過1～2週，可能是較嚴重的肌肉、韌帶、關節等組**

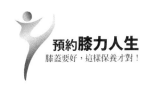

織傷害，必須做更詳細檢查，例如骨骼肌肉超音波檢查來確診。

急性期運動傷害，可到復健科，接受熱敷、電療、雷射等物理治療，江立方物理治療師表示，熱敷、電療有助於放鬆肌肉，雷射可促進組織修復，健保均有給付。不過，醫師會視傷處是否發炎來決定治療方式，若有紅腫熱痛現象，不宜熱敷。急性期受傷，盡早接受物理治療，約1至2週可見明顯改善，但復原時間仍視受傷程度而定。

## 跑步受傷後
## 休息多久可再跑？

陳超平醫師建議，受傷處不痛了，才可以開始恢復跑步。一開始不能像過去那樣跑長距離，應先從20至30分鐘跑看看，「底限就是不痛」，跑了不覺得痛，再慢慢增加時間與距離，較能恢復過去水準。如果貿然跑長距離，很容易讓症狀復發。

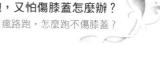

　　若出現慢性疼痛怎麼辦？蘇先河醫師建議，慢性疼痛還是要休息，最好先治療再去運動，較能長期持續。建議一樣可至復健科接受熱敷、電療、雷射等物理治療。治療期間可觀察關節活動是否正常，例如，蹲下到某個角度，膝關節有卡住的感覺，或膝關節無法正常往內外側旋轉活動，代表關節內的韌帶或軟骨受傷。如果關節活動異常，就不適合做路跑活動。就算關節活動度正常的舊傷，也應戴護具，例如護膝，避免再次受傷。

（採訪整理／胡恩蕙）

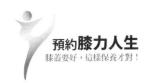

# 「肌內效貼布」幫助跑者肌肉放鬆

肌內效貼布是源自日本一種沒有藥效的貼布，藉貼布拉力幫助肌肉放鬆，桃園縣物理治療師公會理事長、敏盛綜合醫院物理治療組組長江立方引述參加全馬路跑同事的經驗，貼著肌內效貼布，路跑時出現肌肉疲乏、跑不動的時間會較延後。肌內效貼布也有助舒緩足底筋膜炎、小腿拉傷、髂脛束摩擦症候群的疼痛，貼紮方式如下：

（攝影／胡恩蕙）

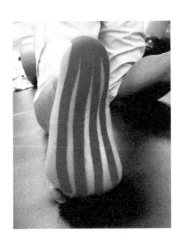

◑ 預防及舒緩足底筋膜炎

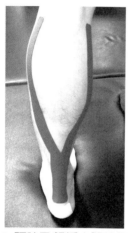

↻ 預防及舒緩小腿拉傷

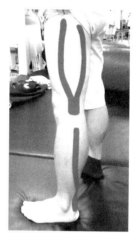

↻ 預防及舒緩髂脛束摩擦
症候群

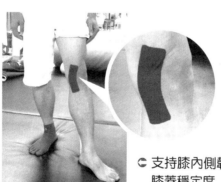

⇐ 支持膝內側韌帶，增加
膝蓋穩定度

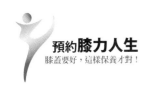

# 專家教你
# 循序漸進跑出樂趣

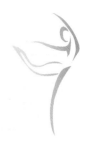

　　羽潔是個上班族，最近看到同事下班後紛紛穿著慢跑鞋去夜跑健身，有人還因為持續跑步，瘦了好幾公斤，讓她忍不住也想養成慢跑的好習慣。膝蓋曾受過傷的她，想先買雙避震功能好的慢跑鞋，以減少跑步對膝蓋的衝擊力，但當她走進運動用品店，看見五花八門的鞋款，卻一時拿不定主意，不知如何挑選適合的慢跑鞋？太久沒運動的她，也不知道該怎麼開始跑，才不會太勉強身體而造成運動傷害？

　　到底跑步新手，要怎麼開始？想減少運動傷害，護膝、護踝、髕骨帶有用嗎？自我訓練時又該注意什麼？看看專家的提醒，讓自己輕鬆入門，成為路跑達人！

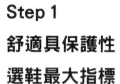

# Step 1
# 舒適具保護性
# 選鞋最大指標

　　對跑者而言，一雙合適的慢跑鞋，能讓運動更順暢。合適鞋款因人而異，慢跑鞋分為厚底與薄底，身為復健科醫師，敏盛綜合醫院大園院區院長蘇先河建議，路跑屬於耐力性活動，大多數人較適合厚底鞋款；薄底則適合衝刺型短跑活動。

　　臺中榮民總醫院骨科部運動醫學科主任陳超平指出，慢跑鞋的避震度與耐衝擊性，目前研究沒有定論，因人而異，因此慢跑鞋的選購指標是「舒適」。選擇慢跑鞋時，最好在店內走一段距離，能跑一段最好。當一雙鞋子穿起來、跑起來都覺得舒適，就是適合自己的鞋款。

　　若日後穿這雙跑鞋跑步卻受傷了，陳超平醫師建議這時該考慮換鞋，嘗試另一雙避震度不同的舒適鞋子，甚至換個品牌，直到找到最合適的鞋。

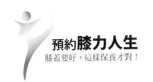

# Step 2
# 選對慢跑配備
# 更能樂在運動

　　其他護具方面，陳超平醫師提醒，穿戴任何護具，只能幫助減少運動傷害；要預防運動傷害，重點仍在平常訓練，加強肌肉強度、髂脛束柔軟度，才能真正避免運動傷害。常見的跑步配備包括：

## ■護膝、護踝

　　蘇先河醫師建議，路跑時使用彈性護膝、護踝，可減少運動傷害。可按照體型選擇適合尺寸，是否有黏扣也以個人舒適為主。

　　穿戴護膝、護踝易造成局部血液循環不佳，當覺得不舒服時，應該取下。

## ■髕骨帶

髕骨帶有保護膝蓋的效果，
陳超平醫師表示，與傳統護膝相
較，髕骨帶更能分布肌肉力量，
民眾不妨嘗試看看，但不需要穿
護膝加髕骨帶。

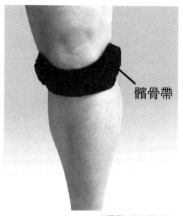

髕骨帶

（攝影／胡恩蕙）

## ■防曬用品

當天氣熱時，應擦防曬用品避免曬傷，並戴太陽眼鏡。

## ■束褲

有些長跑選手會穿運動束褲，桃園縣物理治療師公會理
事長、敏盛綜合醫院物理治療組組長江立方建議，當夏天護

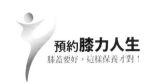

膝穿不住時，穿束褲有助提升膝蓋穩定度。跑步受傷是因為跑久了肌肉疲乏，或姿勢協調性變差，關節不穩定而受傷，束褲包覆住膝蓋，可提升膝蓋穩定度。

## Step 3
## 善用「跑走比」
## 訓練提升肌耐力

對許多沒有跑步習慣、又想參加路跑活動的人，陳超平醫師建議從調整「跑走比」開始：第一次跑步時，1分鐘內跑10秒，走50秒，再跑10秒，走50秒……慢慢增加跑步時間。訓練一段時間後，跑1分鐘、走1分鐘；過一段時間，跑2分鐘、走2分鐘，逐漸增加跑步的距離和時間。

調整「跑走比」的好處是，減少焦慮感、降低受傷機會。許多人跑一跑覺得不舒服，會開始焦慮：為何別人能跑10分鐘，自己跑5分鐘就不舒服了？因此國外提出跑走比概念，幫助民眾降低挫折感，慢慢進入路跑階段。

根據國外經驗，利用跑走比，半年訓練下來，即可參加馬拉松。而一般人要參加短距離的路跑，也可用跑走比，將身體肌耐力慢慢訓練上去，較不容易因貿然路跑而造成運動傷害。

訓練時間以1周最多4天，一開始25至30分鐘為原則，再慢慢將時間拉長。陳超平醫師提醒，休息是讓肌肉有足夠喘息恢復的時間，避免肌肉疲乏出現不舒服感。此外，跑步訓練的底限是「不疼痛和痛苦」，如果膝蓋、足踝或任何地方開始感覺不舒服或氣喘吁吁，就該停止，等體能恢復，才能享受路跑樂趣！

（採訪整理／胡恩蕙）

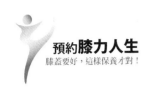

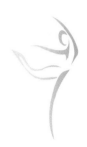

# 跑步前後怎麼暖身
# 預防膝蓋傷害？

運動前暖身了沒？假如不知該怎麼做，不妨跟著專家一起進行8個跑步前後暖身的收操動作，外加3個肌力訓練運動，讓你遠離跑者膝，跑得健康又安心！

路跑風氣正盛，40歲的阿文平常有跑步習慣，他與好友一起參加十公里路跑。路跑當天，他稍微活動暖身一下就開始跑了，沒想到跑著跑著，腿部舊傷處開始隱隱作痛，後來竟聽到細微「喀」的斷裂聲，小腿劇烈疼痛。

阿文在好友攙扶下緊急就醫發現，他跑步前熱身不夠，造成小腿肌肉斷裂，需要休息4～6周，這下不僅不能跑，連走路都有困難！

敏盛綜合醫院大園院區院長蘇先河表示，從事跑步活動前熱身不足，易造成肌肉、韌帶、軟骨等軟組織扭傷拉傷。因為未熱身伸展前，肌肉長度短、彈性差，運動過程中易拉傷；而適度熱身後，肌肉長度延長、彈性夠，不易拉傷，對關節、韌帶、軟骨也具有保護作用。

## 跑步前確實伸展熱身
## 預防運動傷害

蘇先河醫師指出，跑步是全身性運動，在跑步前應將大關節，包括腳踝、膝蓋、髖關節、脊椎、手臂、肩膀都活動伸展。

桃園縣物理治療師公會理事長、敏盛綜合醫院物理治療組組長江立方表示，跑步前要做的伸展運動，包括將大腿前後內外側肌肉、小腿、上肢及腰部做伸展，共8組動作，每邊動作約做15秒，重複5～10次，示範如下：

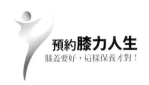
## 1. 伸展大腿前側肌肉

左腳站立，右腳往後彎，用右手抓住右腳踝，再換邊伸展。

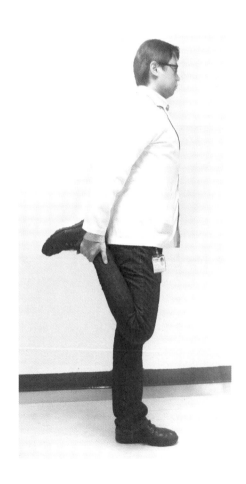

## 2. 伸展大腿後側肌肉

坐在地上，右腳伸直，左膝彎曲。右手抓住右小腿，身體略
微往前，感覺右腿後方肌肉伸展。再換邊伸展。

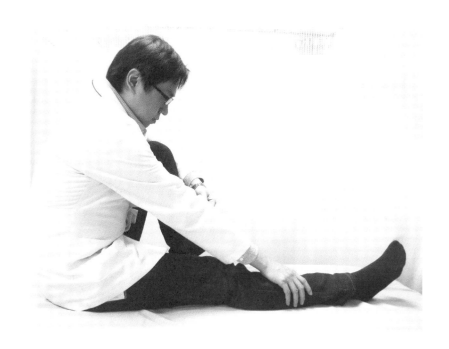

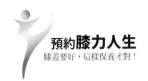
## 3. 伸展大腿外側肌肉　（髂脛束）

左腳在前、右腳在後，呈兩腳交叉，左手扶在欄杆上，身體往左微彎，感覺右邊大腿外側肌肉伸展，再換邊伸展。此動作可預防髂脛束摩擦症候群。

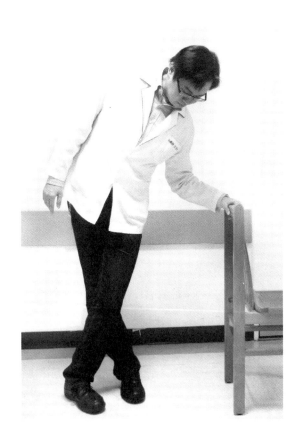

## 4. 伸展大腿內側肌肉

右腳蹲下，左腳伸直，感覺左大腿內側伸展，再換邊。

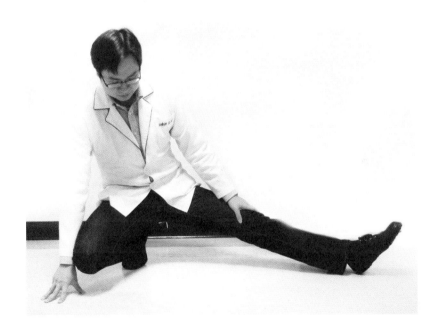

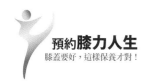

## 5. 伸展小腿肌肉

右腳呈弓箭步，左腳往後打直，左膝伸直，感覺左小腿後方肌肉伸展，再換邊伸展。此動作可預防足底筋膜炎。

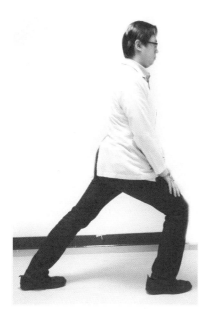

## 6. 上肢前拉運動

右手伸直，左手扣住右手臂，感覺右手上臂肌肉伸展，搭配腰部往左邊旋轉，再換邊操作。此動作可同時伸展手臂和肩膀，並旋轉腰部。

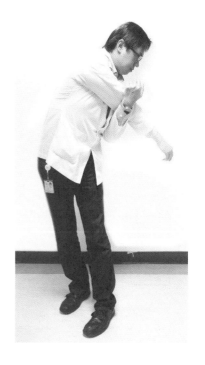

## 7. 雙手臂往上抬

站立，將雙手臂盡量往上延伸。

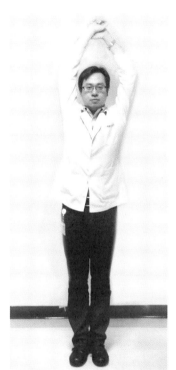

## 8. 將上肢往後伸展

雙手往後交扣延伸，感覺胸廓及肩膀往後伸展。可搭配呼吸，幫助胸廓肌肉伸展。

（攝影／胡恩蕙）

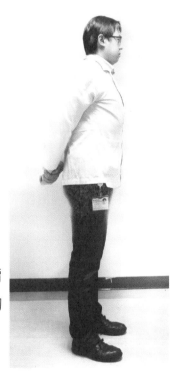

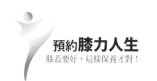
　　江立方物理治療師建議，伸展動作約做5～10分鐘，每個部位肌肉都拉過，跑步較不容易受傷。

　　伸展運動後，熱身還沒結束！江立方物理治療師建議開始跑步時，先用1/2速度跑，約跑5分鐘後，身體有點出汗、呼吸稍微喘、心跳稍加快，才達到真正的暖身指標，然後再用正常速度及力量去跑步。

　　路跑完後，要做收操動作，臺中榮民總醫院骨科部運動醫學科主任陳超平指出，跑步時很多肌群呈現緊張狀態，當運動突然停止，血液循環會突然降低，<u>路跑完再步行5～10分鐘，做此收操動作，好處是讓運動強度慢慢降低，並保持血液循環，使身體產生的廢物可快速代謝。</u>

　　陳超平醫師提醒跑者，<u>路跑完步行5～10分鐘後，再做一次伸展，讓緊繃的肌群更緩和，可避免運動後肌肉痠痛。</u>伸展動作與跑步前伸展操相同。

## 肌力訓練加強肌肉平衡
## 預防跑者膝

　　陳超平醫師指出，大部分跑步時膝蓋受傷，即所謂「跑者膝」，是因大腿肌力不平衡導致，例如內外側肌力不平衡，造成髂脛束跑步時太緊；或前後側肌力不平衡，使得髕骨股骨壓力太大。為使大腿肌力平衡，民眾可自行做靜態肌力訓練如下：

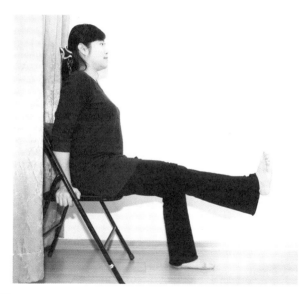

## 1. 抬腿

坐正，雙手撐於身體後方，腳背向上勾起，腳慢慢往前踢直，維持10秒後慢慢放下，可訓練大腿前側和外側肌肉。

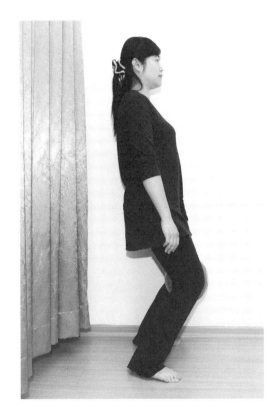

## 2. 半蹲夾舉

站立，往下半蹲約20～30度。大腿中間夾一顆球，或夾枕頭，或夾一綑毛巾。大腿往內夾，從1數到10。若擔心跌倒，可放一個椅子在後面，但不要真的坐下去。此動作可訓練大腿內側肌肉。

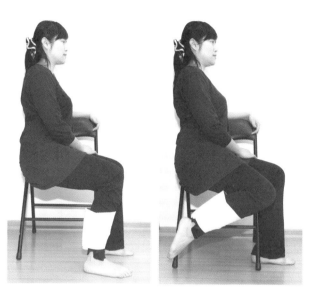

## 3. 提拉運動

坐著，腳上綑一個沙包或有重量的東西，做往後提的動作；
或在腳綑沙包的狀態下，改坐腳踏車上，將腳踏板提起來，
可訓練大腿後側肌肉。 （攝影／胡恩蕙）

　　當大腿前後左右肌肉都練足了，跑步時產生跑者膝的
機率會降低許多。陳超平醫師引述日本研究一個老人村，做
此肌力訓練一段時間後，村內老人膝蓋疼痛和跌倒比例都降
低，足見大腿肌力平衡對膝蓋的保護力。

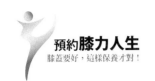

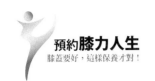

## 當心！錯誤觀念造成運動傷害

有些人以為，當自己很累還去跑步，是很有毅力的事，其實是大錯特錯！臺中榮民總醫院骨科部運動醫學科主任陳超平建議，避免運動傷害，要注意以下幾點：

### ◎ 不要過分熱情

如果你已很久沒跑步，開始跑步時切勿過分熱情，例如跑長距離，或每天都跑步。有人甚至平時沒跑步習慣，同事鼓吹，就跟著跑半馬、全馬，是相當危險的事，因為心臟沒有負荷過長距離、高強度的路跑，心血管風險增加，並容易產生運動傷害。

### ◎ 忌熬夜或應酬

當你前一天熬夜、應酬，隔天去跑步，容易因肌肉強度、耐力、柔軟度都不夠，受傷機會增加。

### ◎ 要熱身

運動前熱身及伸展不夠，肌肉未適當伸展，容易受傷。

（採訪整理／胡恩蕙）

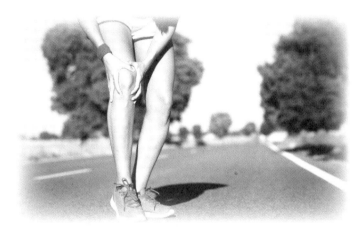

## 氣溫忽冷忽熱，怎麼跑步最舒適？

春秋天氣涼爽，最適合跑步，但仍要小心氣溫忽冷忽熱、早晚溫差大。當氣溫低的時候，感覺肌肉較緊繃，這時貿然跑步較容易拉傷。桃園縣物理治療師公會理事長、敏盛綜合醫院物理治療組組長江立方提醒：

### ◎ 天冷跑步應拉長熱身時間，天熱夜跑仍要熱身

熱身目的是讓身體筋骨軟化，天冷身體比較僵，應拉長暖身時間。例如，伸展運動每個動作要做滿10～15秒。如果

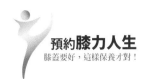

平常有在熱身，知道肌肉拉過的感覺，如果覺得肌肉比較緊，就把伸展時間拉長，或多做幾次。

要提醒的是，當天氣變熱，很多人感覺肌肉較不緊繃，便忽略熱身，這是錯誤的觀念，運動前仍要暖身、運動後仍要收操。

## ◎ 衣服如剝洋蔥，慢慢脫

氣溫忽冷忽熱時，跑步應採洋蔥式穿法，最裡面是短袖，再來是長袖和外套。有些人暖身後，急著將外套和長袖脫掉，穿短袖跑步，但是身體接觸到冷空氣，肌肉又再緊縮，暖身效果都抵銷了，容易因此受傷。建議應像剝洋蔥，一層層、慢慢脫去衣服。若天氣涼，熱身後仍可穿著薄外套，暖身慢跑待身體覺得比較熱，有點出汗，再將外套脫掉，若感覺熱再將長袖脫掉。

(採訪整理／胡恩蕙)

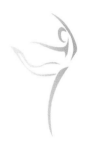

# 路跑前聰明吃
# 身體更有能量！

　　參加路跑活動，許多人會因大量流汗而猛灌水，當心短時間攝取大量水分，可能水中毒！此外，也要注意開跑前的飲食，吃太多胃易不舒服，吃太少血糖太低恐昏倒，該怎麼吃？讓運動醫學專家告訴你！

　　愛運動健身的阿佑路跑時，在補給站灌了將近一公升的水，不料卻出現頭暈、噁心、嘔吐等症狀，醫師說他是短時間攝取大量水分造成「急性低血鈉」，即「水中毒」。低血鈉會造成腦水腫，嚴重則出現躁動、癲癇、意識不清，甚至昏迷或死亡。醫師指出，路跑屬長時間運動，需正確補充水分，避免脫水或水中毒！

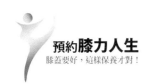

## 路跑宜適當喝水
## 避免脫水或水中毒！

　　臺中榮民總醫院骨科部運動醫學科主任陳超平表示，臺灣夏季天氣炎熱，參加路跑時，水喝得少可能會有脫水狀況產生，猛灌水又可能造成水中毒。其實，最簡單的水分補充方式，是跑步前先喝2杯水，約500cc；約20至30分鐘再喝半杯到1杯水，約100～200cc，涼開水較好吸收，不建議喝冰水或熱開水。

　　若活動超過1小時，可適度補充運動飲料，運動飲料的碳水化合物濃度，應在6～7%間，即240毫升運動飲料中有14到17克碳水化合物，碳水化合物可幫助身體產生能量，甜度則不宜太甜。

　　愈來愈多人愛夏季夜跑或秋冬跑步，因為較涼爽，這時跑步較不會流太多汗，因而忘記補充水分，其實，水分都蒸發了，並非沒有流汗。建議即使是冬天跑步，也如上述方法補充水分。

# 路跑賽前3小時進食
# 身體最有能量！

　　曾經在國立臺灣體育學院教導「運動傷害與防護」的陳超平醫師翻閱國外研究表示，為了幫助運動員達到最佳表現，建議日常約30分鐘的跑步練習，除了補充水分之外，可在跑步前先吃一口含糖食物，例如糖果，讓身體有一些能量，不要空腹去跑。

　　至於跑半馬、全馬的選手，路跑當天應在賽前3～4小時用餐，讓身體儲存能量。避免賽前半小時吃東西，因跑步時血液循環都在周邊，胃部無法排空，跑步時胃會痙攣。建議路跑賽前進食原則如下：

■盡量吃易消化的碳水化合物：如米飯、麵包、低纖麥片、馬鈴薯、香蕉等。

■避免吃高脂肪食物：如油炸類、奶油等。

■避免吃高纖或不易消化的食物：如豆類、包心菜、菠菜、水果、堅果類。

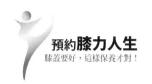
■避免吃高糖食物：如蛋糕、甜甜圈、蜂蜜等。

■吃自己習慣的食物：有些人到國外參加路跑，看到沒吃過的食物想嚐鮮，但若吃壞肚子就麻煩，因此建議吃自己熟知的食物。

不過，一般路跑約凌晨6點就起跑，難道要半夜2點起來吃東西？陳超平醫師建議，認真參賽的選手，比賽3、4天前應調整作息，凌晨2點起來進食，6點開始跑步，到了路跑當天很有能量，跑全馬可達到最佳表現。至於一般民眾參加路跑是玩票性質，可視情況做調整。

## 受傷吃葡萄糖胺
## 只是安慰劑？

跑步膝蓋受傷、腳踝扭到，有些人會吃葡萄糖胺，希望受傷快點好。不過，敏盛綜合醫院大園院區院長蘇先河引述美國研究，退化性關節炎患者吃葡萄糖胺，有效比例只小於

5%，相當於安慰劑。因此，他不特別建議運動傷害者吃葡萄糖胺，因為臨床顯示效果有限。

　　跑步造成運動傷害，通常是肌腱、韌帶、軟骨的軟組織發炎腫脹，真正骨折反而少見，因此蘇先河醫師建議可多吃膠原蛋白、維生素C、蛋白質，幫助軟組織修復。

◎富含膠原蛋白食物：如豬腳、雞腳、魚頭、山藥、木耳等。

◎富含維生素C食物：如柑橘、芭樂、奇異果、深綠色蔬菜。

◎富含蛋白質食物：如奶、蛋、魚、肉、豆類。

（採訪整理／胡恩蕙）

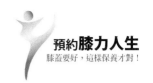
預約膝力人生
膝蓋要好，這樣保養才對！

# 會跑能走的美麗人生！

文／葉雅馨（大家健康雜誌總編輯）


　　膝關節是全身關節中最重要的活動關節，它承受著身體膝蓋以上部位的重量，因為膝關節可以做活動角度大的動作，相較於活動角度較小的踝關節，受傷機率自然也比較高。因此，任何年齡都可能會因為姿勢不良、負荷過重或退化導致膝蓋疼痛，絕對不是只有老年人才會有的問題，只是因年齡層的不同，引起疼痛的原因有所差別。當然，保養好膝蓋，才能到老擁有走動自如的關鍵行動力！

　　這本新書，主要告訴讀者，特別是年輕的讀者，正確保養膝關節的知識，告訴你哪些傷害膝蓋的行為不能做？書中有模擬案例，讀者可清楚明瞭自己容易犯的保養錯誤與傷膝行為。如果目前有膝關節疼痛的問題，本書也極適合在就醫

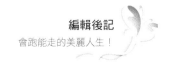

看診前，做為閱讀參考的依據。

路跑或健走是目前最流行的運動，許多年輕人更是瘋路跑，骨科門診中也因此多了不少膝蓋疼痛的年輕病患，書中的最後一章，我們完整教讀者：正確的跑步方式，跑步前後該注意的事項，如何預防膝蓋傷害、如何透過練習、聰明飲食，讓自己身體更有能量！

非常感謝台大醫院骨科部運動醫學科主任王至弘為本書做專業的審訂，林口長庚醫院骨科部運動醫學科教授徐郭堯、敏盛綜合醫院大園院區院長蘇先河為本書專序推薦，也感謝前跆拳道國手蘇麗文為本書寫了實用的好評推薦。

文末，請讀者注意日常的爬樓梯動作，如果下樓梯時，感到膝蓋有點疼痛不舒服，或是上樓梯時，感到有些辛苦，雙腿總是沒力，甚至有蹲下去，站不起來的困擾？那得小心，膝關節可能已受到傷害了。

《預約膝力人生：膝蓋要好，這樣保養才對！》為你解開膝蓋疼痛的原因，教你正確保養膝關節，相信護好膝蓋，跑步、運動都能做，才能真實擁有健康的美麗人生！

# 預約膝力人生 膝蓋要好，這樣保養才對！

總　編　輯／葉雅馨
主　　　編／楊育浩
執　行　編　輯／蔡睿縈、林潔女
文　字　採　訪／梁雲芳、胡恩蕙
封　面　設　計／比比司設計工作室
內　頁　排　版／陳品方

出　版　發　行／財團法人董氏基金會《大家健康》雜誌
發行人暨董事長／謝孟雄
執　行　長／姚思遠

地　　　址／臺北市復興北路57號12樓之3
服　務　電　話／02-27766133#252
傳　真　電　話／02-27522455、02-27513606

大家健康雜誌網址／www.jtf.org.tw/health
大家健康雜誌部落格／jtfhealth.pixnet.net/blog
大家健康雜誌粉絲團／www.facebook.com/happyhealth

郵　政　劃　撥／07777755
戶　　　名／財團法人董氏基金會

總　經　銷／聯合發行股份有限公司
電　　　話／02-29178022#122
傳　　　真／02-29157212

法律顧問／眾勤國際法律事務所
印刷製版／恆新彩藝有限公司
版權所有・翻印必究

出版日期／2014年9月17日初版
定價／新臺幣250元
本書如有缺頁、裝訂錯誤、破損請寄回更換
歡迎團體訂購，另有專案優惠，
請洽02-27766133#252

國家圖書館出版品預行編目(CIP)資料

預約膝力人生：膝蓋要好,這樣保養才對! /葉
雅馨總編輯.--初版.-- 臺北市：董氏基金會
<<大家健康>>雜誌, 2014.09
　面；　公分
ISBN 978-986-90432-2-9(平裝)
1.膝痛 2.健康法
416.618　　　　　　　　　　　103016691